Cinquante fragments de vies

Jean-Pierre TORRES
simple urgentiste

...avec l'*addendum* qui en fait la
Version 2.0

Je me presse de rire de tout, de peur d'être obligé d'en pleurer
Pierre Augustin Caron de Beaumarchais

Il est vrai que parfois près du soir
Les oiseaux ressemblent à des vagues
Et les vagues aux oiseaux
Et les hommes aux rires
Et les rires aux sanglots
Jacques Brel, La ville s'endormait

C'est avec les soignants que l'on fait les meilleurs jeux de maux,
même si les mots aussi, se traitent avec soin.

« L'erreur est humaine ».
Mais elle n'est pas médicale.
C'est à croire que le soignant n'est pas un humain.
Et pourtant…
Qui de plus humain que celui qui a choisi de consacrer sa vie à aider autrui ?

Bien sûr il y a nos défaites
Et puis la mort qui est tout au bout
Jacques Brel, Voir un ami pleurer

Remerciements

Un immense « MERCI » à ma famille
qui a toujours été et qui est,
malgré ma vie professionnelle déjantée,
toujours là.

A ma Fée, ma moitié la plus importante, qui me supporte
depuis tant d'années.

A nos trois fils Séverian, Hugo et Eliot : « Pardon d'avoir
passé plus de temps au SAMU qu'auprès de vous quand
vous étiez petits ».

A mes parents sans qui rien ne serait arrivé, qui m'ont
tout donné et qui ont assumé mes longues années
d'études avec ma Fée.
Repose en paix papa. Sors de ton lit maman.

A ma sœur, son mari, leurs jumeaux et leur petite-fille
qui sera la seconde soignante de la famille.

A ma belle-famille qui a fait de moi son deuxième fils.

A mon vieil ami Didier LEGEAIS, qui depuis les premiers
jours en Fac de Médecine n'est jamais bien loin...

A tous ceux qui m'ont appris et m'apprennent encore,
depuis la maternelle, à l'après doctorat. Qu'ils fussent
enseignant, patient, passant, ambulancier, pilote,
professeur, guide, policier, infirmier, étudiant, confrère,
secrétaire, gendarme, aide-soignant, amis ou ennemis...

Comme le veut la tradition carabine : à mes Maîtres...

... et à ma Maîtresse, Madame FORONI, qui 50 ans après
mon CE1, corrigea ma copie...

In memoriam

Repose en paix mon ami, toi qui as sauvé tant de vies.

Hommage à mon ami Jean-Michel DUDOUIT, médecin urgentiste du CHU de Fort-de-France (972), mort en mission de transport sanitaire aérien à Saint-Martin (971), le 5 mai 2012.

Mathis, ton père était un Grand parmi les Grands.

Historique du groupe Facebook « Perles du SAMU »

Je vais commencer par la fin…

…quand j'ai décidé d'arrêter « le SAMU ».

Il y a plein de choses qui se sont superposées pour que j'en vienne à abandonner ce métier que j'aimais tant.
Je ne vais pas les raconter.
Ce serait long et barbant.

Je vais commencer par la fin disais-je, car c'est bien ainsi que tout a commencé.

Une des dernières interventions que j'ai faites m'a amené dans une situation rocambolesque, triste et belle à la fois.
Alors j'ai décidé de la narrer.
Ne vous inquiétez pas, c'est la première histoire, elle est juste là, après deux ou trois pages.

Il a fallu m'y reprendre à plusieurs reprises. Je n'ai jamais été un littéraire.
Au bac j'ai eu 7 et 8 en français puis pareil en philo : plus doué pour les maux que pour les mots.

Et puis quand j'ai trouvé comment l'écrire, je me suis dit… « Et après ? »

Comme j'avais ouvert un compte Facebook pour suivre mes copains du rallye que je médicalisais, j'ai créé un groupe.
Je l'ai appelé « Perles du SAMU ».

Au début on était un.
A l'heure où je relis ces lignes on est plus de 34000…

Mes Perles ont plu, pour le coup j'en ai écrit encore et encore.
Vidant ma mémoire, remplissant mon mémoire.
Les règles sont simples : les textes doivent être écrits en français, anonymisés et respectueux.

La recette a fonctionné, d'autres auteurs en herbe se sont lancés, pour le bonheur de tous, pour le succès du groupe.

Puis les membres m'ont demandé de regrouper mes histoires et de les publier.
Je me suis dit : « Pourquoi pas ? »
Voilà, c'est fait…

Alors j'en profite pour les remercier, toutes celles et ceux qui m'ont poussé…

Avec un petit clin d'œil à mes cinq coadministrateurs du groupe, j'ai nommé, dans l'ordre d'apparition à l'écran :

- Mary Joyce Caron,
- Sandra Casper,
- Stéphanie Gorge,
- Michael Gallego,
- Rodolphe Jen.

Sans eux le groupe ne serait pas ce qu'il est.

Un grand merci à eux, que je ne connais à ce jour, que par Facebook interposé.

Pour nous suivre sur Internet :

Facebook :
https://www.facebook.com/groups/perlesdeSAMU

Le site :
http://www.perlesdusamu.fr

Secret* !

Je vous le livre ?
C'est à propos du livre !

Il me fallait un relecteur, un correcteur ! Un professionnel du verbe, du mot et de la grammaire.
A qui croyez-vous que je pensais ?
Vous ne voyez pas ?

A ma Maîtresse bien sûr !
Mon institutrice de CE1 et CE2 !

Alors je viens de l'appeler.
Elle a 90 printemps, toujours sa bonne humeur et sa répartie hors du commun.

- Dis Maîtresse, accepterais-tu, comme il y a 50 ans, de corriger mes devoirs ?
- Tu fais encore des devoirs à ton âge ?
- Oui Maîtresse, j'écris un livre. Tu voudrais bien le corriger ?
- Mais de quoi il parle ton livre Jean-Pierre ?
- Il parle de fragments de vies, de vies fragmentées que j'ai croisées dans mon métier d'urgentiste !
- Rhôôô mon Jean-Pierre, mais c'est moi qui serais honorée de le lire en premier !

Alors voilà, c'est acté, encore quatre petites perles à rédiger et mon manuscrit par la Poste je lui enverrai.

Alors elle m'a donné son adresse... et par là même son prénom.

Je ne le connaissais pas.
Je l'appelais toujours "Madame FORONI" ou "Maitresse".

Alors je vais vous le dévoiler car c'est un prénom royal, que dis-je : impérial.

Ma Maîtresse, comme l'épouse de Napoléon, elle s'appelle Joséphine...

C'est un secret.
Alors il ne doit pas sortir de Facebook...

** : Publié dans le groupe Facebook « Perles du SAMU » le 23 juillet 2019 à 14H05.*

Cinquante fragments de vies

1. Clés en main

C'est sur le palier donnant sur son appartement que la vieille dame avait décidé de rendre les Clés.
Cabas et sac à main, au milieu de l'équipe –nombreuse- des pompiers et de leur matériel.
J'examine la patiente : pupilles écarquillées à l'extrême devant le spectacle du Paradis enfin atteint. Le scope, lui, a décidé de nous montrer qu'il sait tracer une horizontale. Ça semblait mal parti pour un miracle d'autant que, d'après le chef des pompiers, le voisin qui avait découvert la vieille dame était arrivé après la bataille. Il avait donné l'alerte et commencé le massage cardiaque immédiatement mais nul ne pouvait dire depuis combien de temps la vieille dame gisait ainsi...
Intubation, pose d'une voie veineuse et hop, début du processus de réanimation... Le défibrillateur s'était activé une fois, sitôt mis en place par les pompiers mais n'était plus enclin à dépenser son énergie. Les pompiers eux en débordaient et massaient à qui mieux mieux.
Quand je me relève après avoir œuvré de mon côté, le pompier en chef m'annonce la couleur : une gentille voisine est partie chercher la fille de la vieille dame.
Il faut dire qu'elle habite à côté.
Aussitôt dit, aussitôt fait : une dame apparaît le visage aussi long que l'escalier qu'elle vient de monter.
Son mari suit de près : même mélange de tristesse et d'incompréhension.
Il est vrai que « 10 minutes avant », ils lui ont parlé au

téléphone. « 10 minutes ? » Bizarre : il nous en fallu plus, rien que pour venir et au moins autant pour équiper la patiente...
Je leur demande de descendre d'au moins un étage, le spectacle d'une réanimation n'a rien d'affriolant...
Régulièrement je les rejoins pour faire le point : je n'avais pas laissé beaucoup d'espoirs, je dégomme les derniers, un à chaque visite.
La dame finit par me demander de tout arrêter lorsque je redescends : parfois il y a des transmissions de pensées... « Maman nous avait demandé qu'on ne s'acharne pas... »
Je lui demande de nous laisser un peu de temps : nous allons enlever tout le matériel que nous avons dû utiliser et rentrer sa maman chez elle. Le gendre nous précise qu'il s'agit de l'appartement du fond. Très bien. Je remonte, j'explique, on s'exécute.
On fouille les poches : deux jeux de clés (heureusement que celles-là la vieille dame ne les a pas rendues...). Le pompier-chef se lance : une bonne vingtaine de clés, deux verrous... Le temps passe, toutes les combinaisons possibles aussi... Je rédige les certificats.
Le pompier ne comprend rien : les serrures résistent.
Et là je vois le sac à main de la vieille dame, tout petit, bien rangé par un pompier bienveillant à côté de sa main...
Je le demande, on me le passe. Je l'ouvre : portefeuille, permis de conduire, le nom...
Moi (la lumière s'éteint): « Quel est le nom sur la porte du fond ? »
Le pompier (la lumière se rallume) : «...Dupond ».
Moi : « Ah ! Hmmm... Et sur l'autre porte ? ».

Le pompier : « Martin ».
Moi : « Hmmm (bis)...Essaie les clés pour voir... ».
Le pompier : « ... »
Et là... Miracles : la porte s'ouvre, la maman de la dame n'est plus morte et la belle-mère du gendre non plus, et le coup des « dix minutes » s'explique !
Ne reste que la vieille dame, étendue sur le palier, dont les enfants ne savent pas encore... qu'ils ont perdu leur maman...
Mais apparaissent quelques doutes aussi : pourquoi Mme Dupond ne s'est pas manifestée pendant que le pompier s'escrimait sur sa porte... et si elle avait été « prise d'une attaque » croyant être cambriolée...
On tambourine à la porte tant et plus, la fille use de son téléphone (ah... si elle avait les clés !), les pompiers envisagent une charge de cavalerie : il y a tant de bruit que les voisins réapparaissent. Les miracles ne sont pas silencieux....
Et la porte du fond finit par s'ouvrir elle aussi.
Tous les miracles sont intacts.
Le sourcil circonflexe, Mme Dupond nous regarde, un à un.
Et replace tranquillement ses sonotones...

2. Hector

Je vais l'appeler Hector.
C'était un jeune toxicomane bien connu des services d'urgence pour son agressivité : pompiers, policiers, gendarmes, personnels des urgences, du centre 15, des SMUR*. Tout le monde le connaissait et tout le monde avait eu affaire à ses violences verbales voire physiques. On le trouvait parfois doux comme un agneau, parfois inconscient (simulant ou non) mais toujours cela finissait par une explosion d'agressivité. Il avait été violent avec des passants, des patients, des soignants. Uniforme ou pas ça se terminait toujours de la même façon. Bon nombre l'avaient pris en grippe mais cela n'empêchait pas leur professionnalisme de prendre le dessus et de s'occuper de lui. Jusqu'à l'explosion.
Ce jour-là nous avions été appelés dans un foyer : un jeune homme, enfermé dans sa chambre ne répondait plus depuis plusieurs heures d'après ses voisins.
Quand nous débarquons avec mon équipe, les pompiers sont déjà sur place, prêts pour l' « ouverture de porte ». Quand les policiers arrivent le couloir est plein : pompiers, smuristes, voisins, touristes (mais non !)... Un des hommes en bleu m'identifie et me demande ce qu'il se passe : je n'en sais pas plus que ce qui est écrit deux lignes au-dessus. Il décide alors d'entamer un dialogue de sourd avec la porte qui ne lui répond pas. Après 10 bonnes minutes d'hésitations, de menaces, beuglements et de coups dans la porte il se décide : « on enfonce ». Grand soulagement de la part de tout le monde car il n'avait pas été le premier à s'entretenir avec la porte close.
Et là, comme par magie, la porte s'ouvre et notre Hector apparaît en caleçon-chaussettes et hurle à la face du policier, les yeux dans les yeux, leurs nez se frôlant « Espèce d'enc..., tu peux pas fermer ta pu... de gue... de fils de pu.. et arrêter de me casser les cou... ».

Je me rappelle m'être fait la remarque « Hector, là t'es vraiment inconscient ». Car si la colère se lisait clairement sur les visages de tous les protagonistes présents (voisins compris) le policier avait blêmi. Je voyais ses mains tremblantes s'ouvrir et se refermer. Le silence était maintenant assourdissant, la tension palpable.
Alors j'intervins : « Allez les gars, visiblement on s'est trompés. Pas besoin de nous ici. Les voisins : merci beaucoup, vous pouvez rentrer chez vous. » Et m'adressant aux pompiers et à mon équipe : « Allez, allez, on s'en va, on a sûrement besoin de nous ailleurs ». Je fais un clin d'œil à mon infirmier qui percute instantanément (on n'avait pas besoin de se parler avec Norbert) et on se met à pousser tout le monde vers le bout du couloir. Arrivé dernier sur le palier je tire la porte derrière moi. Pas eu le temps d'arriver au bout de mon geste qu'un claquement retentit suivi de bruits bizarres.
Inquiet, je me retourne et rouvre la porte : les deux policiers sont toujours debout. J'ai presque du mal à les reconnaitre tant leurs sourires les métamorphosent. Au sol Hector, lèvre fendue, les yeux roulants dans les orbites, il est déjà sur le côté. Des vrais pros ces policiers : un inconscient qui ne manque pas d'air, on le met en PLS**.
J'interroge le chef : « Il a glissé ? ». Il me retourne un regard un instant dubitatif puis son visage s'éclaire « Oui c'est ça doc, il a glissé. Heureusement que vous êtes encore- là, vous allez pouvoir l'examiner ».
Dans la chute, il a perdu de sa superbe, notre Hector. Mais il s'est fait quelques copains ce soir et surtout il a compris la leçon : on ne sort pas en chaussettes sur le carrelage : ça glisse.
Hector va bien. Dans sa chute il s'est juste éraflé la lèvre. Je rassure les policiers : il n'a pas besoin d'aller aux urgences. Mais ces deux-là sont des gens prudents (des vrais pros je vous dis) : « alors on va le garder avec nous ce soir… pour le surveiller… des fois qu'il s'aggrave… ».
Ah j'oubliais, il s'était fait un bleu aussi…

Je crois que tous : pompiers, smuristes, policiers et surtout les voisins nous sommes sentis plus légers en partant.
Probablement rassurés qu'Hector passerait une bonne nuit, en sécurité.

Hector a continué à faire parler de lui pendant quelques mois.
Un soir on l'a retrouvé au fond d'une ruelle, dans un quartier chaud.
Lui était froid, un surin à la place du cœur.
Il avait dû aller trop loin.
Il n'irait pas au-delà. Enfin si...

* SMUR : Service Mobile d'urgence et de Réanimation
** PLS : Position Latérale de Sécurité

J'ai regretté mon attitude qui avait valu une bonne correction à Hector.
Je l'ai regrettée jusqu'à sa mort.
Ensuite j'ai regretté qu'il n'en ait pas eu plus souvent.
Il serait peut-être encore en vie...

3. Les Orres

Je ne crois pas qu'on puisse qualifier un mauvais souvenir de « pire ». Mais celui-ci est dans le « Top 5 ».

A cette époque, janvier 1998, le repos de sécurité n'existait pas. On commençait notre journée de travail à 8H, elle s'enchaînait à 18H par une garde qui se terminait à 8H le lendemain, heure à laquelle on reprenait une nouvelle journée. 34 heures consécutives en une seule fois : l'ultra-trail médical.
C'était inhumain de nous faire faire cela. Inhumain mais parfaitement légal.

Le lendemain, souvent, on recommençait. Je me rappelle avoir fait des séries comme ça, enchaînant sur douze jours pour un week-end de repos. Les semaines faisaient 110, 120 heures...

Il était 14H et j'étais là depuis la veille au matin dès 8H. La nuit précédente je n'avais pas dormi, enchaînant deux secondaires* dans des hôpitaux lointains, j'en étais à ma trentième heure de travail...

Le chef de service débarque dans mon bureau et me dit :

- Je sais que vous avez passé une nuit blanche mais vous seul pour le moment pouvez aller sur l'avalanche.
- Quelle avalanche ?

Et me voilà enfilant tenue montagne, ARVA** et baudrier, gorgé d'adrénaline prêt à en découdre avec la Grande Faucheuse.

L'alouette vient me récupérer : c'est Paulo qui pilote. C'est lui qui m'a le plus appris en matière de secours en montagne. On passe à la CRS Alpes : on récupère le capitaine et son bras droit. Ce sont eux qui prendront le commandement des opérations.

Du reste de la journée je n'ai gardé que des flashs. Je vous les livre, dans l'ordre.

- En vol vers les Hautes-Alpes : le capitaine est tendu, le bilan provisoire est terrible. Il nous fait vérifier nos ARVA, nos tenues, nos radios.

- On arrive sur place : la coulée est immense, il y a déjà du monde sur place, on sonde ici, un hélico bleu décolle là-bas, un rouge est en stationnaire et treuille. Je suis le quatrième médecin à arriver sur place. Le dernier aussi. Les renforts iront au poste médical avancé (PMA). Il y a deux confrères du 05 arrivés les premiers et mon collègue FX arrivé avec Dragon 38-2, basé à l'Alpe d'Huez.

- Paulo nous pose dans la neige à 2400m et redécolle. Quatre pisteurs descendent sur nous, ils ont des pelles et des sondes. Le capitaine les interpelle « Où allez-vous ? » Ils veulent descendre sur la coulée. Le capitaine : « Avez-vous des ARVA ? » Ils en ont : on les vérifie. Les appareils sont neufs, on vient de les sortir des emballages pour les leur donner. Mais ils sont livrés sans pile, inutilisables ! Le capitaine appelle un hélico, les renvoie : pas question qu'ils descendent sonder dans ces conditions sans équipement de sécurité.

- Un hélico se pose et nous cache les pisteurs. On attend d'être sûrs qu'ils ont bien embarqué. L'engin redécolle : plus de pisteurs. A la place 4 sapeurs-pompiers en bottes, cuirs noirs, casque argentés... Hallucinations ! On monte sur eux : « on » leur a donné l'ordre de venir prêter main forte. Pas de sonde, pas de pelle, pas d'ARVA et une tenue inadaptée : la poudreuse s'est déjà infiltrée jusqu'à leurs orteils. Nouvel hélico, nouvelle évacuation. Le capitaine joue de la radio et donne les ordres *ad hoc* : la dépose de personnels se fera en un point unique et c'est l'adjoint du capitaine qui laissera passer ou non. Problème réglé.

- J'ai rejoint FX sur la coulée et comme toutes les victimes trouvées ont déjà été évacuées on est côte à côte et on sonde avec dix autres personnes. Je suis épuisé, mais je continue jusqu'au moment où je m'aperçois qu'un énorme bloc de glace est au-dessus de nous, comme posé en équilibre sur la neige. Je me tourne vers FX : « Regarde ça, s'il part, c'est le *strike* assuré. » et encore « on ne sert plus à rien ici, c'est au PMA*** qu'on a besoin de nous ». On tombe d'accord, je remonte sur la crête et laisse FX sur place au cas (improbable maintenant) où on découvrirait encore une victime.

- Je suis toujours sur la crête : il y a beaucoup (trop ?) d'hélicoptères sur la zone. C'est impressionnant. Je crains le suraccident surtout avec la nuit qui approche. J'apprendrai plus tard qu'il y en avait une quinzaine (secours et presse) et qu'on avait fait venir un contrôleur aérien militaire de Marseille : c'est lui qui supervisait cet étrange balai.

- Je rejoins l'adjoint du Capitaine et lui demande un hélico pour m'évacuer. Quelques années plus tard il fera le sacrifice ultime, en secours, au service des autres...

- Je suis toujours sur la crête, le ciel est d'un bleu éclatant, le soleil tombe sur l'horizon. C'est magnifique. Si ce n'est cet hélico de la gendarmerie qui treuille à contre-jour ce jeune corps sans vie... Cette image me hante encore aujourd'hui.

- C'est ce même hélico qui viendra me chercher quelques minutes plus tard pour me déposer dans la station de ski. Quand je sors de la machine avant qu'elle ne redécolle je suis assailli par les flashes des photographes de presse. Je n'ai rien à leur apprendre : ils me laissent passer. Somme toute, jusque-là, je n'ai rien fait d'utile.

- Je rentre dans le PMA bondé. Il règne une étrange ambiance. D'un côté on boit du vin chaud et on parle déjà de la catastrophe au passé et de l'autre je vois une équipe de soignants en train de pratiquer un massage cardiaque. Je vais voir mon confrère qui m'apprend que le jeune avalanché de 17 ans allongé là a présenté une reprise d'activité cardiaque et qu'ils tentent le tout pour le tout.

- Je joue des coudes pour traverser la foule de cet étrange PMA : je cherche et je trouve le capitaine. Je lui explique la situation et lui dis qu'il me faut un hélico pour évacuer le jeune homme. S'il a une chance de s'en sortir ce n'est pas ici : c'est au CHU de Grenoble, on pourrait mettre en place une circulation extra-corporelle. FX débarque : il est d'accord avec moi.

- On embarque le jeune homme dans l'alouette de Paulo, il faut le faire en force : les photographes veulent leur part du scoop !

- On est en vol : FX et moi massons à tour de rôle. 45 minutes de massage cardiaque externe après une telle journée c'est terriblement long. Nous n'en pouvons plus : ni l'un, ni l'autre mais nous ne lâchons pas.

- On se pose au CHU, on ouvre la porte de l'hélico : un flash s'allume, une télé est là et filme. Hallucinant.

- Je suis assis par terre, dans le couloir devant la porte du bloc des urgences. J'ai confié le jeune homme au professeur et Raphaël est accroupi à côté de moi. Il me parle, il a la main sur mon épaule : je n'entends rien.

- Le réveil sonne : il est temps de partir travailler. Je suis dans mon lit, chez moi, à 25km de l'hôpital. Je suis rentré par la petite route de montagne, j'ai effectué les manœuvres compliquées pour me garer chez moi, j'ai embrassé ma femme, mes fils, je me suis douché et j'ai mis mon pyjama. Avant ça j'avais échangé mes affaires de montagne avec mes propres vêtements avant de quitter le CHU. Je ne me rappelle de rien. J'aurais pu provoquer un accident sur le trajet de retour. Trop épuisé par ces 40 heures au service des autres.

- J'arrive au SAMU, il est presque 8H, les chefs sont déjà là. Ils m'attendent. Il faut débriefer...

- Je passe dans mon bureau (où sèchent encore mes affaires de montagne). Le téléphone sonne : les réanimateurs. Ils se sont battus toute la nuit. C'est fini. Le jeune homme est mort. Le onzième.

*Transfert d'un patient entre un établissement de soins et un autre
** Appareil de Recherche des Victimes en Avalanche
*** Poste Médical Avancé

4. Dentistes sur les dents

Mon nom est hurlé à l'interphone pendant que le bip se met à hululer.

On m'annonce que je pars pour « une suspicion de choc anaphylactique à l'induction d'une anesthésie locale» dans un cabinet dentaire... Caramba !

Equipe au complet au départ : ambulancier, infirmier, étudiant en médecine et ma pomme.

Sitôt démarré, sitôt arrivé : le cabinet est de l'autre côté de la rivière qui longe le CHU et notre jolie ville.

On est attendu :
- à la porte d'entrée de l'immeuble la première assistante dentaire,
- à la porte de l'appartement au premier étage la seconde assistante dentaire,
- à la porte du cabinet le premier dentiste,
- au chevet du patient : le second, de la même couleur que la blouse qu'il porte. Je n'avais jamais vu une telle nuance de vert.

Sur le fauteuil, à plat dos (ouf ! c'est un cabinet dentaire quand même), le patient. Il est dans un état tel que J.R.R. Tolkien aurait pu s'en inspirer pour décrire Gollum.

Visage complètement déformé, plissé, les yeux bridés à l'extrême, mâchoire fermée et lèvres retroussées, mains d'accoucheur sur leurs épaules respectives, genoux au menton, orteils pointant au plafond. Il respire tellement vite et bruyamment que le diagnostic est évident pour chaque membre de l'équipe. Aussitôt la tension s'effondre et on pose notre matériel.

Je me tourne vers les assistantes dentaires qui nous ont rejoints et je demande : « Auriez-vous un sac en plastique s'il-vous-plait ? »

Et là, la scène s'arrête.
Plus personne ne semble respirer (hormis le patient qui accélère).
L'assistante se tourne vers un dentiste et ça déclenche le hurlement du second qui a pâli cette fois !

« Mais vous vous foutez de ma gue... ? Qui c'est qui m'a foutu un cornichon* pareil ? Vous ne faites rien ? On ne vous a rien appris à faire ? Il faut le perfuser, l'intuber.... »

Et le premier dentiste de me sauter dessus et de (tenter de) me virer du cabinet.

Le dentiste n°2 qui est passé du blanc au rouge hurle à nouveau « Mathilde rappelez le SAMU, je veux parler au chef de service, je le connais : il faut qu'ils m'envoient quelqu'un de compétent ! »

Et là avant que le « cornichon incompétent » n'ait le temps de répliquer (tant les faits s'étaient enchaînés rapidement) une petite voix se fait entendre, dans les aigus, en provenance du patient laissé jusque-là à l'abandon : « Fêêêêêt'skidiii ».

Le silence retombe et avant que je puisse réécouter le message pour le comprendre, la voix récidive, plus fort :

« Faites ce qu'il dit ! ».

Médusés dentistes et assistantes se tournent vers le fauteuil.

Mon ambulancier réagit aussitôt, ouvre la boîte à outils que nous utilisions alors et sort un petit sac poubelle blanc. Il me le tend, je m'en empare et me tourne vers l'étudiant : « Tu sais quoi faire ? ».

Pertinent ce dernier le récupère, l'ouvre, s'accroupit et le plaque sur la bouche du patient qui se laisse faire et respire dedans.

La scène se fige dans le temps et j'en profite pour m'asseoir sur le siège vacant du dentiste et commence (un peu narquois, j'avoue) à rédiger le compte-rendu d'intervention.

Au bout de quelques minutes, le patient respire plus calmement et commence à se détendre. J'en profite pour demander à l'étudiant en quelle année il est : il finissait sa quatrième.

Du coin de l'œil j'ai vu le dentiste (italien probablement puisqu'il est passé du vert au blanc puis au rouge) baisser la tête.

Quand tout rentra dans l'ordre le patient se releva, s'excusa auprès des dentistes et avoua sa peur bleue des soins dentaires. Il nous expliqua aussi qu'il était chercheur en biochimie et en profita pour expliquer aux dentistes la physiopathologie de la crise de tétanie.

Ce sont les dentistes qui en restèrent bouche bée...

*Pour être précis, le mot utilisé originellement ne comportait que trois lettres. Par un souci d'exactitude vous pouvez donc ôter les six du milieu...

5. Ordre et méthode

Je me rappelle très bien de cette fois où nous avons dû faire sortir l'interne par la fenêtre car la famille attendait à l'entrée. Elle était incapable de terminer l'intervention, terrassée par un fou rire incoercible.

Pendant qu'elle évaluait le patient (une « grande personne » comme disent les martiniquais), 80 printemps révolus, coma profond, je jetais un coup d'œil à la chambre. Le monsieur occupait seul le lit matrimonial du rez-de-chaussée, sa douce ayant rendu les clefs bien longtemps avant lui...

Il rangeait tout comme elle le lui avait appris au cours des décennies de vie commune. Les étagères des placards recevaient les vêtements pliés au carré : pulls ici, chemises là, tricot à droite, slips à gauche, chaussettes en bas... Nickel ! A un détail près : la machine à laver avait elle aussi déclaré forfait des années avant et plus aucune lessive n'avait été faite depuis très très longtemps.

Tout était certes bien rangé à la perfection mais tout transpirait la crasse et toute cette crasse sentait la transpiration (ou vice versa, c'était « *antan lontan* »).

Je me souviens, après avoir fait cette constatation, m'être retourné vers le lit. Mon interne, concentrée, s'affairait à préparer le patient avant son évacuation. Sur la place vide, à côté du monsieur, les affaires qu'il avait portées la veille (et l'avant-veille, et l'avant-avant-veille...), bien rangées elles aussi au pied du lit : le pantalon plié au carré sur le couvre-lit, sous le pull dans un alignement parfait.
Un cran encore : la chemise et, couronnant le tout, les chaussettes à droite (en boule calculée, l'une dans l'autre) et à gauche : le slip. Slip bateau, originellement blanc, il va sans dire.

Vous savez celui livré avec la double épaisseur de tissu sur le devant, avec chicane intégrée et sans mode d'emploi. Quand j'étais petit j'ai essayé d'utiliser ce truc un fois et j'ai fini incarcéré...

- Tu vois Isabelle, le monsieur est très minutieux.

L'interne me jette un œil par en dessous, le sourcil interrogateur, zyeute la pile de vêtements que je lui indique du regard et se reconcentre sur l'intervention... J'insiste :

- On ne peut pas se tromper : tout est parfaitement rangé : de haut en bas, tout est prêt à être renfilé : une place pour chaque chose, chaque chose à sa place !

L'interne (toujours attentive à ce que je peux dire) jette un deuxième coup d'œil rapide. Son regard a changé, j'y perçois la pointe d'un doute : « mais qu'est-ce qu'il dit ? »

- Ben oui, le détail est poussé à l'extrême : même pour le slip. Impossible de se tromper : rangé sur le dessus donc à prendre en premier...

Nouveau coup d'œil, genre, euh.... « J'ai pas que ça à faire, j'ai un boulot là ! »

Et moi de conclure :

- Le slip...regarde bien le détrompeur infaillible pour le sens : jaune devant, marron derrière !

Nouveau coup d'œil de l'interne.

C'est là que j'ai dû reprendre l'intervention en main...

6. Grand-messe

Officiellement : la réunion de service. Tous les mardis à 14H. Au Centre d'Enseignement des Soins d'Urgence. La Grand-Messe du CESU-Marie-Joseph comme j'aimais à le dire. On piquait une salle de cours et on s'installait : moi au fond, près du radiateur et de la fenêtre. Ça rappelait le temps où on attendait la récré ou mieux : la sortie.

L'ordre du jour était grandiose : le déjeuner et les toilettes. Dans l'ordre des choses me direz-vous…

Le patron avait horreur du gaspillage. Aussi avait-il décidé du commun accord unilatéral qui le caractérisait de faire installer un distributeur de plateau-repas fonctionnant grâce à des jetons. Jetons qu'on obtenait à l'autre bout du CHU, moyennant finance évidemment. Avant les plateaux étaient accessibles librement et gratuitement dans un frigo de la salle de restauration du service. Ils étaient consommés selon nous, pillés selon le boss, gaspillés selon l'administration et il fallait éviter ce gâchis.

Résultat les plateaux attendaient sagement au fond du distributeur que la date de péremption soit atteinte et que l'agent d'entretien les mette à la poubelle, intacts. A riche idée, belles économies.

Le hic, version du patron, venait du fait que les jetons circulant n'étaient pas en nombre suffisant.

Le hic, selon nous, c'est que cette histoire était une ânerie et qu'à deux heures du matin, on n'avait plus rien à manger.

Signe du destin, au 10ème jour de son installation, le distributeur prit feu sous le nez du *big boss*.

Ce dernier, qui portait aussi la casquette de chef des pompiers, n'écouta que son courage ; œuvra de l'extincteur et le sacro-saint dispositif sauva.

Mais revenons à notre réunion.

Elle s'éternisa sur les jetons, leur nombre, leur coût, leur disparition (certains -rares- en faisaient des stocks -énormes- pour ne pas avoir à retourner en chercher)... Un truc de fou. Si le mot « jeton » n'a pas été prononcé mille fois ce jour-là, il ne l'a pas été une seule.

Après deux heures de tergiversations et moult bâillements on épuisa le thème pour passer au deuxième sujet à l'ordre du jour : comment, quand on régule avec le casque téléphonique sur la tête en mode « décroché automatique », peut-on aller aux toilettes alors que personne ne peut vous remplacer.

C'était la patronne qui menait le discours : elle avait dû coincer le fil du téléphone quelque part...
Non mais sans rire, il y avait des fois où, pour justifier la réunion de service on choisissait des thèmes qui auraient ravi Laurent Mourguet*.

Le sujet passionnait tellement que le chef-permanencier et le chef-de-garage s'étripaient via un morpion sans retenue !

Et nous revoilà partis pour deux heures de chamailleries sur l'art de réguler sans se pisser dessus !

La patronne n'en démordait pas : le sujet était d'importance.

Mais on eut beau en parler : pas de solution ne se profila à l'horizon.

Par contre comme l'heure tournait et que la patronne, qu'il vente pleuve ou neige, filait à l'heure où sa fille sortait du collège, les choses s'accélérèrent et l'on demanda, pour conclure, si quelqu'un avait quelque chose à rajouter.

Il s'avère que c'était mon cas et je me levais en lançant « Putain, ça fout les jetons ».

Et tout le monde éclata de rire sauf bien sûr...

* Créateur du Guignol

7. Perle de la Caraïbe

Une de mes premières interventions lors de mon second passage en Martinique concerne une dame de 86 ans en hypoglycémie.

Une "Grande Personne", comme les appellent les Martiniquais.
J'aime ce terme. Il est plein de respect.
Superbe.

Le diagnostic confirmé, le "resucrage" rapidement effectué, notre patiente se réveille.
Un peu perdue au début, elle recouvre vite ses esprits.

Lorsque je lui tends la main afin de prendre congé, elle l'attrape et me surprend en m'attirant à elle.
En plus de ses esprits elle a retrouvé sa force!
Me voilà penché sur elle, elle passe ses bras autour de mon cou, me donne un baiser sur la joue et me relâche, gloussante et souriante comme une petite fille.

Le geste a été tellement rapide, spontané qu'il a aussi surpris sa fille qui éclate de rire et me dit... au cas où... "Elle vous aime bien, docteur".
Et bien moi aussi je l'aime bien!

C'est ça Madinina : quand on a quelque chose à vous dire, le message est on ne peut plus clair !

8. Coupé ?

Moi : Bonjour Monsieur, le médecin du SAMU à l'appareil.

L'appelant : Ouais!... J'me suis coupé!

Moi : A quel endroit? Avec quoi?

Lui : Au pouce, pùtain! Avec un pùtain de cùtter! (Je sais, il n'y a pas d'accent sur ces mots là, mais lui il en mettait un, un gros d'ailleurs)

Moi : Quelle taille la plaie? Elle saigne toujours?

Lui : Pùtain j'en sais rien moi. 1 cm ou 2. J'ai mis un torchon, il est plein de sang!

Moi : Avez-vous des problèmes de santé ?

Lui : Nan!

Moi : Dans votre famille des gens qui auraient un problème de coagulation ?

Lui : Pùtain ! Nan ! Merde quoi ! <Pas d'hémophilie donc...>

Moi : Prenez-vous des médicaments ?

Lui : NAN! <Pas d'anticoagulant donc...>

Moi : Des allergies?

Lui : NAN! <Pas de restriction de prescription donc...>
Lui toujours : Pùtain vous faîtes quoi, là! Je saigne la rage!

Moi : Mon travail Monsieur. Le mieux serait de faire un pansement compressif autour du pouce, idéalement avec un désinfectant et d'aller consulter soit votre médecin traitant s'il suture, soit dans le service des urgences le plus proche.

Lui : Vous m'envoyez pas les pompiers?

Moi : Non, Monsieur, pas pour une simple plaie du pouce, vous pouvez y aller ou vous y faire amener. Sauf si vous avez oublié de me préciser un problème de santé ou un médicament...?

Lui : Ah bon !?? Pùtain, on peut crever alors!

Moi (dans le silence qui suit ce genre de grand moment et qui n'est pas de Mozart) : Au revoir Monsieur...

Pas de réponse.... Peut-être a-t-il été... coupé ?

9. Grand froid

Février 1998, météo épouvantable : vent, neige (ou l'inverse je ne sais plus) et nuit tombante.

Secours en barre rocheuse : un skieur hors-piste, fémur fracassé. Très douloureux, potentiellement dangereux... on médicalise : hélitreuillage de deux sauveteurs guides de haute montagne et de ma pomme.

C'est la bonne vieille Alouette III et on est treuillés un par un. Une fois notre blessé calmé, attelles et collier en position on le place dans la perche pour l'évacuation (le fémur brisé semble être la seule lésion).

L'hélico nous récupère tous les quatre *in extremis* (la nuit est tombée) et nous ramène à l'altiport de l'Alpe d'Huez.

Ouf! Malgré la température négative on a eu chaud!

Pendant le trajet notre blessé gesticule tant et plus : s'il a mal on ne peut rien faire, on est en équilibre les uns sur les autres. Il lui faudra attendre quelques petites minutes : bouger rendrait le pilotage encore plus dangereux.

On se pose, la turbine s'arrête et là on l'entend hurler, fou furieux :

"Mes skis, putain, ils sont où mes skis? Vous n'allez pas me dire que vous les avez laissés là-haut bande de cons ?"

Aucun de nous cinq n'a bougé, ni ne lui a répondu.

On l'a juste regardé... je ne sais pas ce qu'il a vu...

Il s'est tu.

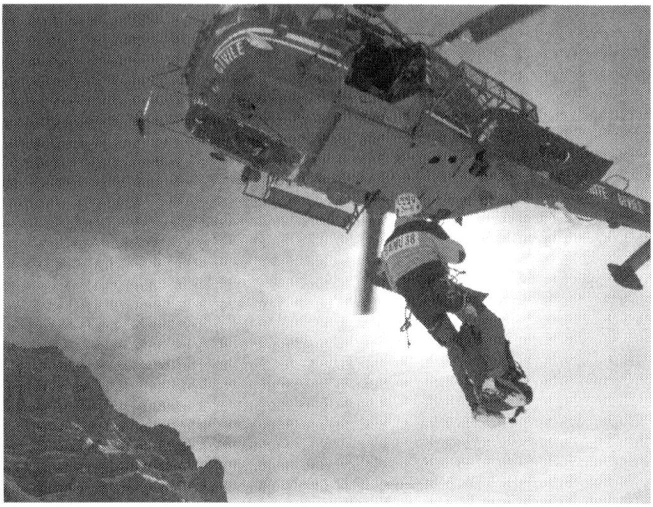

10. Captivante

Un jeune auxiliaire de régulation me demande à travers la salle de régulation mon avis [de médecin régulateur] : "Je me demande si ce n'est pas un canular : un monsieur me dit qu'il est en train de faire l'amour et, euh... qu'il est coincé dans la dame...?".
Je lui réponds que c'est tout à fait possible et lui demande de prendre les coordonnées de l'appelant car il s'agit d'un vrai appel.

Aussitôt tous les personnels disponibles, stagiaires, étudiants et autres curieux s'approchent pour écouter la conversation : la situation est exceptionnelle et prête à sourire même si elle est excessivement douloureuse pour le monsieur et très désagréable pour la dame.

Une fois le monsieur en ligne je lui fais décrire la situation et, étant sûr qu'il s'agit bien d'un "*penis captivus*", je le rassure en lui disant bêtement :
- Ne vous inquiétez pas Monsieur, je vais vous sortir de là !
J'ai eu juste le temps de couper le micro du téléphone avant que la foule de curieux n'éclate de rire!

PS : une fois le calme revenu j'ai pu indiquer très sérieusement au Monsieur la conduite à tenir. Pour information : il faut demander à la dame d'écarter au maximum les cuisses pendant que le monsieur l'en empêche en tentant de les resserrer. En cas d'échec il y a une autre solution qui consiste à faire pratiquer un toucher rectal... à la femme.

11. Moment de solitude

La dame a pris trois comprimés de somnifères au lieu d'un seul.

Elle me demande (très inquiète)² si c'est grave.

Elle craint vraiment pour sa vie.

Je la rassure tant et plus mais elle revient à la charge, très solennelle :

- Docteur !

Moi, à l'autre bout du fil, au garde à vous...

- Assurez-moi que demain matin je ne me réveillerai pas morte!

- ... !

12. L'unité (s') fait la paire…

Angle Nicolas Chorier, cours Jean-Jaurès.
Accident sur la voie publique : voiture contre scooter.

Arrêt cardio-respiratoire.
C'est le scooter qui a perdu, pas de surprise.

On saute du véhicule.

Télé, badauds, leurs gosses : ambiance ! Il y a du grabuge !
Massage cardiaque sur le tarmac, du sang, un mort : quel spectacle…

C'est samedi après-midi, plein centre-ville, c'est mieux que les soldes et c'est gratuit.

Et puis on pourra dire « on y était, Kevin a adoré : les pimpons, toutes ces couleurs, les bleus, les blancs et tout ce rouge ».

Le type est allongé sur le sol, sur un tapis rouge, mieux qu'à Cannes.
Il l'a déroulé tout seul, comme un grand.
D'ailleurs ce n'est pas fini : il coule encore, vers le caniveau.
Ecarquillés ses yeux contemplent le ciel.
Il fait beau.

Mon équipe fonce : objectif verrouillé.
Droit sur les trois pompiers agenouillés autour du corps.
Les flics s'écartent, ils passent.

Moi je m'attarde, je regarde : photo.
Non, non. Pas avec un smartphone, ça n'existait pas encore.
J'observe la scène, je la fixe dans ma tête : ça cloche.

A droite, là-bas un deuxième casque.
Plus loin une paire de semelles, côte à côte, la pointe en bas.
Bizarre, elles sont sous un gros Toyota, garé dans la contre-allée.

Je cours, j'évite corps et pompiers.
Vu le sang qui l'entoure celui-là, il n'a plus rien en stock.

Je contourne le groupe : les pompiers puis les flics me regardent, s'éberluent, hurlent.
J'esquive, je m'arrache à un policier qui m'agrippe et doit penser que je me carapate.

Je lâche ma caisse, m'accroupis, chope les bottes, les remets dans l'axe et tire en reculant. Le policier a pigé : il en prend une. On tire à deux : ça vient.

Jambes, cuisses, bassin, tronc, tête. Il sort de sous le 4x4.

Il est là le deuxième !
Personne ne l'a vu ?

Il a volé, fini sous la bagnole, allongé bien proprement, sur le ventre.
On aurait voulu l'y mettre qu'on n'aurait pas réussi.
Personne ne l'a vu !

On le retourne, j'évalue.
Pas de son, pas d'image : pas bon ça.
Glasgow à 2,99. Maxi. Allez : 3 ! Pour arrondir.
Le pouls ? Zéro ! Ça fait une petite moyenne tout ça. On tente la session de rattrapage.

Je prends la tête, un pompier lâche l'autre groupe et se met au massage avec moi.
Je place l'insufflateur, je presse : geyser !

Du sang gicle, de sous la croûte qui lui couvre la tête et ses cheveux longs.
D'où ça sort ?

Je suis repeint en rouge, comme le pompier.
La chemise s'ouvre d'un geste puissant de celui-ci : ce n'est pas un… mais une !

Je réinsuffle, méfiant : l'air sort du crâne.
Pneumencéphale, fracture ouverte de sa base au vertex, appelez-ça comme vous voulez.

Ce n'est plus sa tête, c'est une plaie.

Elle est partie, avec lui.
Terminée la moto, adieu la vie.

Les casques au sol ? Ils ont volé. Pas attachés.
« On ne risque rien ! Pas nous !»

Non : plus maintenant.
D'un papier bleu je certifie.
Deux fois.

Depuis ce jour j'ai toujours enseigné aux secouristes, aux étudiants, aux élèves, aux jeunes diplômés : Quand vous débarquez sur le lieu de l'intervention dépêchez-vous de vous arrêter et prenez une « photo », juste avant de vous lancer dans la bataille. Examinez la scène dans son ensemble, après vous serez dedans, ce sera trop tard.
Un détail peut faire le diagnostic… voire vous sauver la vie.

- *Des médicaments sous le lit ? Intoxication volontaire !*
- *Une chaudière, un inconscient ? Monoxyde de carbone !*
- *Un câble électrique près du patient ? Electrisation !*
- *Un chantier ? C'est plein de dangers !*
- *Des chaussures sous un 4x4 ? En pleine rue ?!*

13. Coup de chaud !

40°.
C'est le mois d'août à Grenoble.
Dimanche de garde.
Quand je pense qu'il y en a qui ont « piscine »...

Départ SMUR. Pas loin. Juste au-dessus de l'hôpital : on va peut-être perdre quelques degrés...
Marcel est au volant. Un vieux de la vieille. Il était là quand le GMUR (Groupe Mobile d'Urgence et de Réanimation) avait été créé (les SAMU et SMUR ne portaient pas encore ces noms). Il en a vu.

Mon diplôme, je ne l'ai pas encore encadré tellement je crains que l'encre n'ait pas encore fini de sécher.

Quant à la dame, elle est allongée sur le carrelage du rez-de-chaussée.
Le mari, à l'autre bout du monde, a donné l'alerte car elle ne répondait plus au téléphone.
Elle en a quatre au compteur des tentatives de suicide et à chaque fois quand il n'était pas là.
Voilà, c'est fait : c'est la cinquième.

Sur la table basse il y a une pyramide de pilules. Et puis des gélules, des comprimés, même un suppositoire (mais non : c'est juste pour vérifier que vous suivez). Tout autour les emballages : carton, plastique, aluminium. Combien a-t-elle pu en avaler ?
Une bouteille de whisky vide : Chivas, 12 ans d'âge et une autre de Four Roses, horizontalisée, il en reste encore un peu...

La dame est elle aussi toujours horizontalisée sur le carrelage du rez-de-chaussée et elle respire encore.
A la stimulation douloureuse : elle ne bouge pas d'un iota alors on sort le grand jeu.

On met des tuyaux dans tous les trous et comme ça ne suffit pas on fait des trous pour mettre... des tuyaux. C'est ça la réa !
En général le deuxième jour on démêle lesdits tuyaux et le troisième jour on les enlève.

Je suis assez fier de mon coup : mon équipe n'a pas chômé et il ne reste plus qu'à la mettre dans un matelas à dépression et à quitter les lieux.
L'ambulancier a déjà tout anticipé (un vieux de la vieille je vous dis) : le vide est fait, le drap est en place.

Je me mets à la tête, l'infirmier se met au bassin, l'étudiant au pied afin que l'ambulancier n'ait plus qu'à faire glisser matelas et drap sous la patiente.
Et là il me dit :
« Tu ne prends pas la température ? »

Pour le coup elle baisse de 15 degrés ! Je vous avais dit que l'altitude ça aide !

Et moi, *in petto* :
Primo : Il a pété un plomb ou quoi, pourquoi il dit ça ? Avec la chaleur qu'il fait !
Secundo : S'il me dit ça c'est qu'il y a une raison mais (*rognnntudjjûû*) laquelle ?
Tertio je réponds : « Mais oui ! Où avais-je la tête ? » (Non mais quel faux cul !)

Et là il me montre le bon vieux thermomètre hypothermique à mercure qu'on utilisait à l'époque et qu'il tient entre les trois premiers doigts ! Il me jette aussi un regard en coin... mais ne dit rien.

En attendant que le verdict tombe, je commence à regarder la pile de boîtes de médicaments que Marcel avait sélectionnée dans le capharnaüm du salon.
Et là je pige : des antidépresseurs tricycliques ! A la pelle !

« Trente-deux degrés ».

Non, non, ce n'est pas le bulletin météo : c'est la température centrale de la patiente !

Pour le coup au lieu de la brancarder on peut dire qu'on l'a bichonnée et on l'a amenée en réa dans un écrin de velours bleu.
Et pas grâce à moi !

Tard dans l'après-midi je suis allé le remercier et lui ai avoué (devant ses collègues) que je n'y avais pas pensé.

La morale de cette histoire m'a servi toute ma vie.

Ecoutez les remarques des membres de votre équipe.
Que ce soit un vieux de la vieille, un jeune diplômé ou un secouriste qui vient juste d'avoir son brevet : écoutez et prenez en compte toutes les remarques.

Vous en avez vu des vertes et des pas mûres, certes mais vous avez la tête dans le guidon. Votre équipe est là pour vous aider, pour vous aider à prendre en charge le patient. Comme il faut.

Et quand il s'agit de la sécurité et de la santé du patient : pas de place pour l'amour propre !

Neuf fois sur dix elle ne vous aidera pas cette remarque, voire elle vous fera sourire, mais de temps en temps...

14. Gare aux jarres.

Scope en main droite, caisse à outils en main gauche, je sors de l'ambulance.
A l'époque le matériel était rangé dans de belles caisses rouges.
En lettres blanches on y lisait SAMU d'un côté, FACOM de l'autre.
Je n'ai jamais su ce que voulait dire cet acronyme.

Le scope dans sa housse orange ne savait faire que deux choses à l'époque : afficher le rythme cardiaque et éventuellement le retranscrire si le mécanisme voulait bien cracher la bande de papier au lieu de la broyer.

Je contourne l'ambulance et m'approche d'un pompier que je salue à haute voix.
Il me montre la voie en ouvrant le portail et me lance :

- Gaffe aux jarres doc !
- Bien pris, lui répondis-je, m'imaginant les fracasser du scope d'un côté ou de ma boîte-à-outils, façon bélier, de l'autre.
-

L'allée dallée tourne à droite, j'en fais autant.
Du coin de l'œil je note un mouvement.
C'est noir, c'est gros, ça bouge (vers moi), ça aboie.
Je me tends, m'immobilise.
La chaîne se tend, l'immobilise.
Le temps se distend.
L'instant... s'éternise.
Petite dose d'adrénaline, mes surrénales sont en grande forme.
Le chien contre son gré me tire la langue, de mon gré je lui tire la langue.

Egalité, c'est reparti.
Tiens d'ailleurs c'était quoi comme chien ? Pas eu le temps d'identifier la marque !
L'allée tourne à gauche et je négocie le virage à l'angle de la maison.

C'est noir, c'est très gros, ça ne bouge pas.
Je me baisse, je plie les bras, ça passe, juste, ça hennit.
Je m'éloigne et me retourne.

Un cheval, un beau ! Du coin de l'œil il me jauge, aux abois.
J'ai peur des chevaux. Quand j'étais petit l'un m'a « gnaqué » et sur le bide m'a définitivement marqué.
J'en avais chialé.
Celui-là aurait pu recommencer !
Encore un peu d'adré ?

Je m'ébroue, fais demi-tour et repars sur l'allée.
Elle tourne à droite, encore un angle de négocié et un autre à gauche histoire d'alterner.
C'est blanc, ça bouge, ça va vite, très vite, c'est près, trop près.
C'est bicéphale aussi. Avec deux becs. Oranges !
Je lève le bras : tac sur l'écran du scope.
Je passe la seconde et accélère : tac-tac fait la seconde qui a accéléré.
Du bon scope ça, qui donne le rythme, même arrêté !

Non mais quelle cruche je fais !
Les jars. Elles ne sont pas de terre : ils protègent les oies.
Ce qui m'atterre !
Mais mes surrénales ont montré qu'elles avaient encore de la ressource.

Alors je repars, un peu gauche cette fois, longeant un poulailler, loin à droite.
Nouveau virage, nouveau pompier, en plein milieu de l'allée toujours dallée, les bras en croix. On dirait du Dali.

J'ai le choix : tout droit je l'embrasse (un délit), à droite les rosiers (je dénie).
Alors je ne perds pas le nord, dévie à gauche et entre dans le salon, plein sud, par les deux baies vitrées largement entrebâillées.

J'ai l'impression d'être reparti en Allemagne, dans le centre d'entraînement commandos où j'avais fait mon service : je m'étais régalé sur les « parcours du risque ». Le concept a été repris depuis dans les accrobranches. C'est là que mes surrénales avaient fait leurs classes...

Bon revenons à nos moutons (enfin façon de parler, car je n'en ai pas vu) : je rentre.

C'est gros, c'est fort, ça agresse : l'odeur est phénoménale, pour ne pas dire phéromonale !
Pisse de chats ? De cochons-d' inde ? Les deux mon Colonel !
Il faut dire qu'il y en avait partout, des dizaines ! Si, si : au moins trente, quarante !

Et au milieu de ce capharnaüm deux pompiers, au garde-à-vous, stoïques.
Ils avaient aéré, eux qui rêvaient d'ARI* (prononcer « aéri »).
Ils sont un peu goguenards, ça doit être ma tronche d'ahuri.
Je jette un œil alentour, un autre danger guette-t-il ? Mes surrénales frémissent !

La dame est allongée au sein du canapé, pas d'animal à proximité, elle sue en plein soleil, la main droite campée sur le sein gauche.
L'équipe me rejoint, intacte. Ouf, pas d'accident du travail...

On s'active, on examine, on s'invective, on technique, on diagnostique.

- Madame, il va falloir qu'on vous hospitalise, c'est un infarctus !
- Je peux avoir une clope ?
-

Ah c'était ça l'odeur en plus : celle du tabac froid !
Sa question me donne un coup de chaud.

Alors plutôt que de m'agacer, je tente de détendre l'atmosphère triplement chargée :

- Dites donc, vous en avez des animaux ! Combien il y en a en tout ?

Et là, douleur et cigarettes oubliées elle se remémore :

- Euuuuuh…. Alors… un chien, une jument, deux jars, trois oies, treize poules, onze chats, dix-sept cochons d'inde, huit perruches, six canaris, un ara (haras ?) et…

Et la dame se redresse brutalement, tourne la tête dans tous les sens, tout à coup affolée :

- Mais où est Delphine ?

Moi au téléphone, prêt à passer mon bilan au SAMU, tout en écoutant pour la 12484ème fois Les Quatre Saisons de Vivaldi :

- Delphine ? Mais qui est Delphine ?

La dame me regarde, éberluée :

- Mais Delphine ! C'est ma mygale !
-

Je ne me rappelle pas m'être levé.

A l'époque je portais des rangers, souvenir d'un temps passé.
Si on m'avait dit que je pouvais faire des pointes avec, j'aurais rigolé.
Si vous m'aviez vu sur le bout de mes bottes, bras écartés, en mode « lac des cygnes », vous auriez rigolé.

Mais je n'étais pas le seul tendu ainsi : mon infirmier, mon ambulancier, les trois pompiers en mode gelé, en plein cagnard ! C'est un signe non ?

Alors la dame s'est levée, difficilement avec la perfusion, le scope, le tensiomètre…
Et un à un, tous les coussins du canapé elle a soulevés.
Elle était là Delphine. Juste de l'autre côté du gros coussin contre lequel je m'étais vautré.

Alors la dame s'est rallongée et a posé l'arachnide sur son visage tout en roucoulant (manquaient les pigeons à la toile non ?) :

- Ma dou-dou-ne, oh qu'elle est jo-lie ma dou-dou-ne…

Je dois vous dire qu'avec la chaleur qu'il faisait, se couvrir la tête d'une doudoune, nous a paru plutôt... déplacé... alors on l'a emmenée, confiant Delphine à nos amis pompiers dépités....

*ARI : Appareil Respiratoire Isolant

15. Il y en a partout !

Chez les médecins, les ambulanciers, les infirmiers, les... pfff, partout je vous dis.

Et pas que chez les soignants !

Celui-là, on l'avait repéré depuis un bon moment. Bon, c'était il y a longtemps alors il y a prescription (!).

C'était le patron d'un petit centre de secours et ses gars levaient les yeux au ciel dès qu'il avait le dos tourné. Ils le craignaient.

Je m'étais accroché plus d'une fois avec lui sur des interventions, surtout des accidents.

D'aucuns l'auraient qualifié d'un mot de trois lettres au singulier et de quatre au pluriel, mais moi je le qualifiais de ce même mot au pluriel tant il était singulier et qu'il le méritait!

Cette nuit-là, quand je le vis à la manœuvre, j'avais décidé que mes surrénales resteraient couchées.

La voiture, immatriculée dans le Rhône, avait quitté la route et fauché, dans un tête à queue magistral, les deux poteaux soutenant un perron et se retrouvait l'arrière vers la porte de la maison dévastée.

Les pompiers s'activaient à notre arrivée à étayer et sécuriser le toit du perron.

Je salue tout le monde et le pompier en chef me répond :

« Ah vous ! Vous z'allez pas nous faire ch..., foutez-nous la paix : on désincarcère ».

Le ton était donné bien que les deux-tons soient arrêtés.

Comme à mon habitude, je regarde l'ensemble du tableau tout en me rapprochant.

Mon évaluation me montre :

- un très jeune pompier désœuvré, à l'écart, qui ne participe pas aux manœuvres,
- le toit du perron plutôt sur l'avant du véhicule, le pare-brise est brisé mais reste à sa place,
- la voiture est un de ces véhicules commerciaux : deux sièges à l'avant et rien à l'arrière,
- à l'intérieur, sur le siège conducteur, une jeune femme, inconsciente : un collier cervical en place, un masque à haute centration sur le nez, une bouteille à oxygène qui délivre sans surveillance mais à un débit adapté.

Je jette un œil à mon ambulancier, un vieux de la vieille : il hausse épaules et sourcil gauche et d'un léger coup de tête me montre le général pompier...

Nouvel échange du regard avec l'ambulancier : je lui montre d'un coup de menton le haillon et là, toute la place derrière la victime. Il me répond d'un clin d'œil et son sourire le trahit : on est sur la même longueur d'onde.

Il file à l'ambulance récupérer le reste du matériel, moi je contourne le chantier et vais voir le jeune pompier dépité.

- Qu'est-ce que tu fais là ? Pourquoi tu ne les aides pas ?

Il a le regard brillant, je le sens vexé. Il hausse les épaules mais ne répond pas. S'il ouvre la bouche il lâche les écoutilles... et son honneur n'en sortira pas indemne.

- Il t'a viré hein ? C'est ça ? Viens avec moi, j'ai du boulot pour toi !

Il se retourne, l'espoir envahit son regard : je tapote mon nom sur ma saharienne et je lui dis :

- Enregistre mon nom, s'il te cherche des « pouls » dans la tête, tu m'appelles au SAMU. OK ?

Un peu qu'il était d'accord. L'index sur mes lèvres je lui fais signe de la tête de me suivre.

Alors, à trois on est entrés dans la voiture par le haillon, on a « horizontalisé » le siège, j'ai posé une jugulaire externe, endormi la patiente qui cuvait son pinard (et regrettait probablement d'avoir omis de boucler sa ceinture de sécurité), glissé un tube dans la trachée puis une petite sonde gastrique pour la route et hop !

On l'a bichonnée dans le matelas à dépression, fait le vide et brancardée discrètement jusqu'à l'ambulance. Ni vu, ni connu.

J'ai remis notre jeune pompier là où je l'avais récupéré, encore le coup de l'index sur les lèvres avec un clin d'œil bien appuyé et on s'est carapaté, le laissant, pour le coup, goguenard à surveiller le bon déroulement des opérations.

Il devait déjà penser à ce qu'il allait raconter à ses potes en rentrant.

Potes qui, sous le contrôle de leur chef, s'évertuaient toujours à désincarcérer…

Je n'ai jamais plus entendu parler de cette histoire…

Et notre pompier en chef, plus jamais, je ne l'ai croisé…

16. Trois...

La voiture avait glissé dans le fossé.

La route, légèrement en pente, était recouverte par trois centimètres de neige.

Entre la maison de sa fille et la sienne, il n'y avait que trois kilomètres.

Elle la connaissait par cœur cette petite route de campagne.

Et comme tous les soirs elle ramenait sa petite-fille chez elle.

Oh, elle l'avait bien mise dans le siège enfant à l'arrière.

Mais elle n'avait pas bouclé le harnais.

Pour trois petits kilomètres ?

Alors quand la voiture avait heurté l'arbre, la petite avait percuté le montant entre les deux portières.

Quand je suis entré dans la voiture elles étaient là toutes les trois : la grand-mère, la mère et la petite fille.
Blotties les unes contre les autres.

Deux pleuraient et pleureraient toute leur vie.

La petite elle, ne pleurerait jamais plus.

17. Docteur, vous m'avez rendu (à) ma fille !

Le régulateur avait fait le diagnostic au téléphone.

Une jambe dans le plâtre, elle est au sol, elle a un masque à haute concentration où l'oxygène fuse mais les pompiers n'arrivent pas à prendre sa tension ni à percevoir son pouls. Alors ils nous ont appelés.

Elle est jeune, elle est belle cette martiniquaise.
Son mari est à genoux à sa tête, il est dans l'autre sens pour pouvoir l'embrasser et lui parler à l'oreille.
Il pleure.
Il sait que c'est grave.
Tu parles : une embolie pulmonaire.

Je l'examine et je confirme. Etat de choc gravissime : on la bouge, le cœur s'arrête. Rideau.
Alors je tente le tout pour le tout.

A cette époque la thrombolyse était encore une nouveauté.
On l'utilisait dans l'infarctus du myocarde, uniquement.
Alors je me dis : et pourquoi pas ?

L'infirmière n'a pas réussi à poser la voie veineuse et elle me regarde : c'est à moi de jouer.

J'ai toujours trouvé cela bizarre : les infirmières piquent plus souvent et mieux que nous, les toubibs. Mais quand elles n'y arrivent pas, elles nous passent la main.

Je m'agenouille auprès du mari : je vais tenter la jugulaire externe.
J'essaie de me concentrer mais ils sont là, juste à côté de moi.

Alors je les entends.

- Mon amour, j'ai froid, je pars. Merci, merci pour ce bonheur, merci pour cette fille que tu m'as donnée.
- Tais-toi, qu'est-ce que tu dis ? Ils vont te soigner ! Ils vont t'amener à l'hôpital et après tu vas guérir.
- Non mon amour, je le sais. Je vais voir le Bon Dieu. Prends soin de Lydia…
- Tu me promets, prends soin de Lydia.

Ils chuchotent mais je suis près, très près, trop près.

Comment se concentrer ? Elle meurt. Il pleure. Je tremble, de peur de rater cette jugulaire que je vois à peine. Mes mains sont trempées dans ces gants de latex. Il fait chaud, ça coule de mon front, dans mon dos, il doit faire 40° !

- J'ai froid, lui dit-elle, allongée sur le carrelage.

Je pique : pas de retour sanguin. Pourtant je suis sûr d'y être.

Je demande une seringue et la monte sur le cathéter.
J'aspire au piston tout en avançant le trocart : bingo !
Le sang reflue : j'y suis.
Je lève la tête, mon infirmière sourit : c'est gagné.

Enfin, non ce n'est pas gagné : on a juste une voie veineuse.
L'infirmière m'a suivi, son visage se referme.

- On thrombolyse !

Elle hésite… nos regards se croisent de nouveau, elle doit y voir ma détermination !
C'est quitte ou double.
On ne fait rien : elle meurt.
On la bouge : elle meurt.

On la thrombolyse ! C'est la seule chance. Infime. Ce n'est écrit nulle part, aucun bouquin ne nous dit qu'on peut le faire. Alors on le fait !

Le temps s'égrène. Doucement.
Un quart d'heure : rien.
Deux quarts d'heure : rien.

Trois quarts d'heure : l'infirmière les doigts sur la radiale
:

- J'ai un pouls.

Je n'ose y croire.
Je vérifie.
Je confirme. : il y a un pouls radial !

On lance le tensiomètre : 90/55. Fréquence 110-120.

Alors on l'a ramenée, jusqu'au CHU !

Le surlendemain quand je suis revenu au SAMU, le chef m'attendait sur le pas de la porte. Visage fermé.

- Salut, il y a quelqu'un qui t'attend.
- Ah ! Qui ça ?
- Entre, tu verras.

Je file dans mon bureau et je mets l'habit de lumière.

Quand je reviens, ils sont tous là, dans le couloir : mes confrères, les infirmiers, les assistants de régulation, notre secrétaire... et puis il y a une grosse dame, une martiniquaise, qui me saute dessus et qui me serre dans ses bras.
Pris au piège, je dois lutter pour respirer.
La dame pleure et se met à tanguer : elle me berce.

Derrière elle ils sont tous là à se marrer, notre secrétaire essuie une larme, une infirmière aussi.
Moi je ne pige rien !

Et puis la dame, dans ses pleurs, la bouche contre mon épaule, entame une litanie.
J'ai du mal à entendre, j'ai du mal à comprendre.

Ça dure un bon moment avant que je ne saisisse entre ses sanglots car en plus elle ajoute parfois des mots de créole.

- Vous m'avez rendu ma fille, vous m'avez rendu ma fille...

Et tout à tout coup elle s'arrête, desserre son étreinte et avant que j'ai pu reprendre mon souffle elle me prend la main et file. Elle me tire si brutalement que, si je n'avais pas eu mes rangers solidement attachées aux pieds, j'aurais laissé des sabots sur place.

Elle file. Je flotte derrière elle. Les gens s'écartent et se retournent devant ce couple étrange : elle, tout de noir vêtu ; moi, tel un drapeau blanc flottant derrière elle.

On pile devant l'ascenseur, elle appuie sur le bouton et ne lâche plus l'écran au-dessus de la porte tout en s'essuyant les yeux.
Les portes s'ouvrent, elle me tire dedans, ça se referme, on monte, ça se rouvre, elle repart, mon épaule tient le coup, je flotte à nouveau.

Virage à droite, à gauche, une porte, une chambre, un lit, une femme dedans, la grosse dame m'y projette, la plus jeune me capture au vol !

Je suis couché sur elle, dans la chambre de l'hôpital, nouvelle étreinte.
L'hypoxémie me guette de nouveau.
Nouvelle berceuse, nouvelle litanie : mi-créole, mi-français.

C'est plus clair cette fois.

- Vous m'avez rendu à ma fille, vous m'avez rendu à ma fille...

Et là je percute. Enfin. !

La dame sous moi, a survécu à son embolie.
La première c'est sa maman.

Quand elle me relâche enfin et que je peux me relever, je vois un monsieur dans le fauteuil, à côté du lit. Je le reconnais. Son visage est fermé et il ne me quitte pas des yeux : il y a plein de choses qui passent.

Sur ses genoux, une petite fille.

Je m'agenouille, nos regards, à leur tour à la bonne hauteur, se croisent. Et je lui dis :

- Salut Lydia.

Son visage s'éclaire, elle saute des genoux de son père, j'ouvre les bras...

18. Ishmaël

Le PUMA est prêt à décoller, rotors tournants.
L'infirmière-anesthésiste est assise à côté du médecin-commandant qui accompagnera.
C'est le règlement, c'est l'armée.
La couveuse est sanglée, tout le matériel est prêt.

Debout à côté de l'appareil j'ai un casque sur les oreilles et je communique avec le pilote.
« Docteur, si le pédiatre n'est pas là dans deux minutes, on annule la mission et on débarque tout ».

Avec les ambulanciers on a tout préparé pour aller chercher un prématuré de 750 grammes dans l'île d'à côté. Mais pour cela il faut un néonatologue : un bébé si petit ça va être compliqué.
Hélas il est de l'autre côté de Fort-De-France, il arrive mais les bouchons sont énormes à cette heure.

« Docteur ! Soixante secondes ! »
Ma décision est prise et je lui réponds.
« C'est bon mon capitaine, on décolle, c'est moi qui y vais ».
Aussitôt dit, aussitôt fait. On ferme la porte, je me sangle, décollage.

J'ai l'habitude de l'hélico mais le PUMA et moi on a un compte à régler.

Oh ! Elle date d'une bonne quinzaine d'année cette histoire, quand en juin 91 l'un d'entre eux s'est crashé, dans le Rhin, presque sur mes pompes, pendant mon service au Centre d'Entraînement Commandos n°4 ...

Quand on s'est posés une ambulance nous attendait. On est partis à trois : le médecin militaire, qui ne connaissait rien à la néonatalogie mais faisait son maximum pour nous aider, Véronique et moi.

Dans la salle de réanimation la pédiatre avait le dos tourné et, quand on est entrés, elle est venue vers moi et a plaqué le bébé contre ma poitrine, comme ça, sans rien dire.
J'ai lâché une des valises de matériel que je portais et je l'ai pris d'une main.
Je ne m'attendais pas à ça !

J'ai foncé vers la table de pédiatrie et je l'ai couché sur le dos, la tête vers moi.
Pas équipé, pas habillé : il était tout nu et se battait pour respirer.
Alors avec Véro on s'est activés.
Elle lui a posé une minuscule voie veineuse et puis je l'ai intubé, avec une 2,7.

On a passé du temps et on a mouillé nos salopettes mais on y est arrivé !
Alors on l'a mis dans notre couveuse et on l'a ramené.

Après avoir retraversé la mer des Caraïbes on est retournés en néonatalogie.
Le pédiatre m'a demandé : « T'es sûr qu'il pèse 750 grammes ».
J'avais eu d'autres choses à faire et à penser sur place.
Mais après tout qu'est que ça aurait changé si j'avais su qu'il ne pesait que 570 grammes ?
Je ne l'aurais pas abandonné.
Même si, à ce poids, les chances qu'il survive et que son cerveau résiste, étaient insignifiantes...

Les Martiniquais ont fait quelque chose d'extraordinaire.

Sauver Ishmaël voulait dire le garder hospitalisé en Martinique.
Sauf que personne de sa famille ou de son pays ne pouvait payer les deux ou trois mois d'hospitalisation.

Dans les supermarchés on a vu pendant des semaines des associations collecter.

Et quand ces volontaires m'expliquaient ce qu'ils faisaient, et qu'il ne fallait pas laisser tomber Ishmaël, je donnais un peu d'argent.

Trois mois plus tard il rentrait au bercail et allait rejoindre sa mère qu'il n'avait jamais vue.

Douze ans après j'ai eu de ses nouvelles : il allait bien. Il va bien.

De corps comme d'esprit !

Mais moi, je ne l'ai jamais revu...

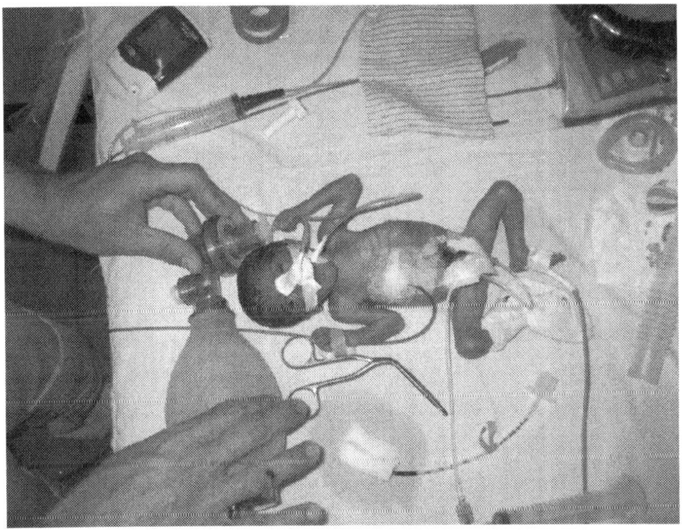

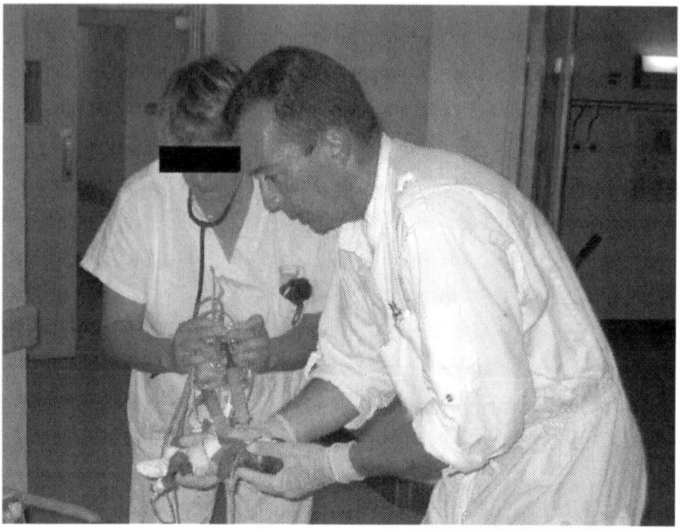

Le « bébé miracle » a fêté ses 14 ans.

Ainsi titrait le n°15356 de « France-Antilles » des samedi 17 et dimanche 18 février 2018. Photo à l'appui !

19. Elle ne savait pas...

Quand on est arrivés dans cette cabane au milieu de la forêt, la petite était née.

Ce sont les pompiers qui ont aidé la maman à accoucher.

Elle était posée entre ses deux seins, directement sur sa peau comme on le lui avait conseillé, sous une belle couche de couvertures.

J'ai donc posé deux clamps et coupé le cordon car le papa n'était pas encore arrivé.

Le grand frère était là lui.
Cinq ans, la face largement fendue en un sourire digne d'un dessin animé, il n'en perdait pas une.
Il venait de gagner une frangine et même si personne ne l'avait prévenu, il était fier comme un paon et heureux comme un pape.

La mère non plus n'avait pas été prévenue !
Je vous jure. On a eu du mal à la croire, mais c'était la vérité.

Oh elle avait bien prit 4 ou 5 kilogrammes mais dans sa surcharge pondérale, elle n'avait pas trouvé ça anormal.
Et puis tous les mois elle avait saigné et avec son gros ventre elle n'avait rien senti bouger.

J'ai pris la petite pour l'examiner et l'habiller.
Heureusement qu'on avait toujours un kit prêt !
Je suis allé dans l'ambulance car il n'y avait pas trop de place.

La famille vivait dans un mobil-home, c'était aussi petit que propre.
Il y avait une extension en rondins où il faisait bien chaud et juste assez de place pour le lit du frérot.

Le père bucheronnait, travaillait ici ou là, pas de vrai boulot mais il se débrouillait.
De toute façon ils s'en foutaient : ils étaient heureux.
Point.

Alors quand j'ai eu fini d'examiner et d'apprêter la fillette, je l'ai ramenée à sa maman.
La sage-femme qui s'en était occupée était elle aussi rassurée ; tout allait bien pour la mère, la fille et je ne parle pas du frère !
Ne restait que le père. Comment allait il la prendre cette bouche de plus à nourrir ?
La mère, vue l'heure, me dit qu'il ne tarderait pas.
Alors quand une voiture arriva, je filais à son devant...

L'homme en est sorti tout doucement.
Son visage bleu sous les reflets des gyrophares des pompiers, des gendarmes et du SAMU exprimait une terreur et un désarroi sans nom.
Qu'allait-on lui annoncer ?

En m'approchant j'ai affiché un grand sourire.
Il m'a regardé comme si je venais de Vénus.

- Félicitations monsieur, vous êtes de nouveau papa !

Longtemps il m'a regardé avant de se mettre à pleurer appuyé sur sa portière.

Et c'est là que je me suis leurré !
Car c'est de joie qu'il pleurait.

Quand je l'ai rejoint dans la cabane il tenait son fils dans le bras droit et sa fille dans le gauche.
Malgré la place réduite il dansait une gigue endiablée et sa femme, toujours couchée, riait et pleurait avec lui.

J'ai rarement vu quelque chose d'aussi beau...

20. Plus jamais ça...

J'étais dans mon bureau et finissais de lire un article médical quand l'interphone a mis le feu aux poudres.

« Départ flash de deux équipes, Echirolles, adresse suivra. Plaies par arme blanche pour deux patients dont un en arrêt. »

Houlà ! Deux équipes !?
Julie, la régulatrice débutait dans ce métier.
Sophie, interne d'anesthésie en fin de cursus, en était à ses premières gardes de SMUR.

En préhospitalier les choses sont plus compliquées : pas de sénior ou de spécialiste sur lequel s'appuyer, des équipes mouvantes qu'il faut apprendre à gérer, pression sociale sur place, terrain accidenté versus milieu aseptisé hospitalier.

En rejoignant la régulation je dus me plaquer au mur pour laisser passer les 7 smuristes au départ : deux ambulanciers, deux infirmiers, deux toubibs et un externe. Quand j'entrais au Centre 15 mon bip sonnait « appel régulation ». Comme quoi j'avais bien fait de me déplacer...

Julie m'explique la situation : Echirolles (je connais, j'y ai grandi), parc Maurice Thorez (quartier calme mais proche de quartiers chauds), deux jeunes gens, rixe, grave, très grave, armes blanches, au moins un en ACR peut-être les deux.
Je prends ma décision :

- Julie, j'y vais aussi, je passe récupérer du sang et je les rejoins !
- Mais je fais quoi, moi, s'il y a une autre intervention ?
- Tu m'appelles : il y a la radio et le téléphone de l'ambulance, j'ai mon portable et j'embarque une radio portable.

Passage à l'EFS (Etablissement Français du Sang) et on file sur les lieux.
Mon ambulancier et moi nous taisons : on part sur du lourd, très lourd...

Sur place il règne une ambiance bizarre.
J'en ai vu des lieux de drame, mais là, ce soir, la tension est palpable.
L'atmosphère est épaisse et sent mauvais.
La Grande Faucheuse est là, dans l'ombre...
Les gens que l'on croise semblent déboussolés, atterrés voire terrorisés.

Je trouve d'abord l'équipe de Sophie.
Ils ont ramené le blessé dans une ambulance des pompiers.
Je rentre. C'est le chantier.
Sophie tente d'intuber mais le patient est de guingois sur le brancard, je croise le regard de l'infirmière et je comprends que c'est compliqué. Elle essaie de poser une voie.
Du sang, il y en a partout.
Alors je m'impose, c'est mon job de « vieux de la vieille ».
Je file la poche de sang à Sophie et lui demande de faire le contrôle ultime avant transfusion. Un moyen de l'occuper sur une tache qu'elle connait et moi de prendre la main.
L'infirmière semble soulagée, elle me montre le cathéter qu'elle tient : malgré ses années d'expérience elle n'a pas réussi à perfuser.
Le patient est exsangue, son cœur bat encore mais la fréquence ralentie.
Je prends le cathéter, le pose en jugulaire et on le verrouille : pas question de perdre cette si précieuse voie.
Avec l'ambulancier on replace le patient dans le brancard : la base.
Axe tête-cou-tronc respecté, l'intubation ne pose plus de problème. Je fixe la sonde et passe le relais à Sophie.
Elle a repris pied, c'est parti, elle sait gérer, ses ordres fusent comme si rien ne s'était passé :

- On branche la capnie, on transfuse, premier culot...
-

Je file au travers du parc. Jérémy et son équipe sont plus loin, avec les pompiers sous un lampadaire auprès de l'autre victime.
Toujours cette ambiance glauque.
Nos regards se croisent. C'est plié, il continue la réa mais on est d'accord, vu l'état clinique...
La faible lumière n'a pas gênée la Faucheuse.

D'un mouvement de tête il désigne l'ambulance.
Je réponds d'un clin d'œil.
Ce brin d'espoir semble le soulager.

Je retourne à l'ambulance, j'ouvre la porte : tout est en règle, Sophie gère à merveille.
Je n'ai plus rien à faire là.

Je rejoins mon ambulancier et lui dis : on rentre au PC.
Mon téléphone sonne : la régulation.
Au moins je n'aurais pas à composer le 15...

- JP ?
- Oui... ?
- Vous partez sur Goncelin, plaie par arme à feu.

Comme quoi Julie avait raison de s'inquiéter !

Sophie et son équipe ont pu ramener le blessé au CHU.
Les anesthésistes et les chirurgiens ont pris le relais et se sont battus toute la nuit.

Mais ils lui avaient fait trop de mal ces enragés qui l'ont agressé et il est mort après des heures d'un combat acharné.
Il est parti rejoindre son copain de toujours et pour toujours.

De cette histoire Calogero a fait une chanson.
Le clip officiel* affiche près de 16 millions de vues.
Moi je n'ai jamais pu le regarder jusqu'au bout.
A la 6ème seconde on voit une tour au loin.

C'est vers là-bas que Calo et moi on a grandi, dans le même immeuble, moi au n°1, lui au 5.
Oh, on ne se côtoyait pas, à cette époque un plus jeune que soi de 8 ans, c'était trop d'écart.
Pourtant je me rappelle des mercredis quand sa mère l'amenait au solfège.
Elle l'appelait Charlie à l'époque et déjà il avait une oreille.
Après viendraient la voix, le talent et cette chanson.

Le clip de Calogero me ramène à trop de souvenirs de cette abominable soirée.
Alors quand la caméra rentre dans cette piscine où pendant 10 ans j'ai nagé (avec mon vieil ami Eric) et joué au water-polo, ça me ramène à cette intervention et j'arrête de regarder.
Et je me rappelle si bien de l'atmosphère de ce soir-là...
Et pourtant je ne saurais vous la décrire...

Alors comme Calo je me prends à espérer...

* **https://youtu.be/W0xjW-e4KEg**

21. Bonus

Jean-Luc était concentré sur la conduite de l'ambulance. Deux-tons, sirène américaine quand il le fallait, on fonçait, depuis Fort-De-France vers l'autre côté de la baie.

Direction Les Trois îlets.

Le plombier, après avoir bourriné pour dévisser, avait perdu brutalement connaissance sous les yeux de sa cliente.

Perte d'urines, mouvements anormaux, ça ne sentait pas bon. Pas à cause de l'urine mais de l'anamnèse.

La cliente avait mis le patient sur le côté et appelé le 15. Parfait !

Arriverions-nous à temps ? Jean-Luc s'y acharnait.

Le type était balèze comme le sont souvent les Martiniquais. Plus d'un mètre quatre-vingt-dix et le quintal facile.

Nous on était deux, mais il y avait quatre sapeurs-pompiers tout aussi baraqués !

Le gars s'était réveillé mais il dérouillait. La tension était asymétrique, comme les pouls distaux, la douleur thoracique majeure et l'électrocardiogramme normal.

On n'avait pas d'échographe à l'époque mais la dissection aortique était évidente.

Vue la douleur, l'angoisse du patient et son hémodynamique moyenne, je décidais de l'endormir et de le ramener par les airs.

Coup de fil au 15 : chirurgien cardiaque prévenu, bloc en cours de préparation, je demande l'hélico pour un transport rapide et éviter tous les virages et accélérations-décélérations du retour.

Ça n'a pas fait un pli : mes pompiers musclés ont réglé ça en deux temps trois mouvements et on est arrivés sur le stade de foot en même temps que l'hélico qui est resté rotors tournants. Le mécano et le pilote n'ont pas bougé, ce que j'ai pris pour un geste d'efficacité pour redécoller vite fait et mes pompiers ont superbement géré.

Casque sur les oreilles, décollage, je salue l'équipage. Pas de réponse.

Mon patient est stable, je jette un oeil devant : une belle ondée tropicale sur Fort-De-France ! Mince !

Je demande à l'équipage si le SAMU a bien prévenu les brancardiers car je suis seul à bord. Pas de réponse...

Je tapote le micro, je m'entends, bizarre. Pas d'autre casque à portée. De toute façon on est déjà en final.

On se pose, il pleut la rage, le mécano ouvre la porte, je sors, personne sur la DZ.

Le mécano reste à bord au maximum, moi je suis trempé, il descend juste pour poser le brancard et mon matériel au sol, il remonte, la porte se ferme, décollage.

Je me penche sur la tête du patient pour éviter qu'il ne soit trop mouillé et j'attends.

Personne ne vient, il pleut toujours, j'aurais sauté dans une piscine habillé que le résultat n'en aurait pas été moins parfait.

J'attends encore, personne. Et personne ne regarde de mon côté, tout le monde est à l'abri.

Je vérifie les paramètres de mon scope et du respirateur : tout va bien.

Sprint, je rentre dans le local des brancardiers, ils sont tous là, stupéfaits de me voir débouler, trempé.

J'explique. Personne ne les a prévenus.

Je retourne en courant auprès du patient : tout va bien.

Les brancardiers arrivent, on charge, on rentre : direction le bloc.

Le chirurgien et l'anesthésiste me jaugent. Il pleut ? Ben du fond du bloc, eux, ils n'en savent rien.

Je leur raconte, un brin d'imagerie et le diagnostic est confirmé.

Le chirurgien me propose de venir au bloc car ma journée est terminée.

J'accepte mais file d'abord au SAMU, refaire le matériel, le sécher et me changer.

Je croise le patron qui me demande.

- Pourquoi vous n'avez pas prévenu que vous vous posiez ?

N'en ayant aucune idée, j'explique ma version des faits et je file au bloc.

La chirurgie fut menée de main de maître et le patient sauvé.

La suite je vais vous la raconter en deux temps.

Quarante-huit-heures après cette intervention j'ai reçu un coup de fil du pilote.

Il s'est excusé.

Il croyait que je faisais un caprice pour faire de l'hélico.

Je venais de Grenoble et j'avais déjà plus de mille heures de vol en haute montagne, alors je n'étais pas à 5 minutes près.

Lui n'avait pas compris que j'avais fait ça pour le bien du patient et le sauver.

Ils m'avaient laissé sur la DZ sous la pluie pour "me faire les pieds".

Il s'est excusé mille fois au nom de l'équipage.

La dette fut effacée par une bonne Lorraine glacée.

Quant au patient je l'ai revu 2 mois après.

Ce matin-là le chef m'attendait sur le pas de la porte. Visage fermé.

- Salut, il y a quelqu'un qui t'attend.
- Ah ! Qui ça ?
- Entre, tu verras.

Je file dans mon bureau et je mets l'habit de lumière.

Quand je reviens, ils sont tous là, dans le couloir : mes confrères, les infirmiers, les assistants de régulation, notre secrétaire...

Sensation de déjà vu*...

...et puis il y a... ce grand type, ce martiniquais, qui me saute dessus et qui me soulève dans ses bras en éclatant de rire, comme fou de joie.

Il me repose et m'en colle une. Une grande, dans le dos, de celles qui vous décollent la plèvre du poumon.

Et il se bidonne. Ça donne envie, alors on se marre tous (enfin moi j'essaie de reprendre mon souffle en même temps).

- Tu sais Doc, je suis mort l'autre jour. Et toi, tu m'as ramené. Alors comme je suis mort et encore là, maintenant je vais en profiter. A moi la fête et les pépés. Tout ce que j'ai maintenant c'est du bonus de gagné !

Il est revenu régulièrement me donner de ses nouvelles, débordant de joie, de vie et de joie de vivre...

Depuis, j'aime la philosophie, enfin... sa philosophie !

* Voir chapitre 17.

22. Joli gravier

Quand on est arrivés, deux pompiers le regardaient d'un air dubitatif.

Si ce n'étaient ces quelques fragments de ciment et de tuiles, on aurait pu croire qu'il avait épaulé la maison depuis sa construction.

Jamais on n'aurait pu penser que cet énorme rocher était encore accroché à la montagne une heure avant.

D'autant qu'entre elle et le garage qu'il avait écrabouillé (un garage ? quel garage !) il y avait une belle maison.

Le rocher avait joué à saute-mouton.

Le monsieur lui, était assis dans son fauteuil, la main droite serrée sur le goulot de la bouteille de vin posée sur l'accoudoir.

Sa femme, assise à côté, lui tapotait la main gauche.

Ils avaient tous les deux le même regard : hagard, perdu dans le vague.

Ils avaient aussi en commun, avec la bouteille de vin et leurs doigts tout serrés, la couleur : un joli blanc nacré !

Ils devaient se dire que s'il avait trop hésité avant de choisir sa bouteille, il serait toujours dans son garage, ratatiné sous plusieurs tonnes de roches...

A moins qu'ils regrettaient la perte de leur cave adorée...

23. Les deux frères

C'était un beau matin d'été et la garde s'achevait.

Je me demandais comment j'allais profiter de cette belle journée quand le bip a sonné...

C'était sur l'autoroute qu'il avait dû s'arrêter, un pneu crevé.

Pas de chance, après une nuit en boîte à déconner.

Sa copine dormait sur le siège pendant qu'il réparait.

Son grand frère, avec qui il avait passé la nuit à s'amuser, passa en voiture et le vit ainsi stoppé.

Il s'arrêta cent mètres après et revint en courant pour l'aider.

C'est à ce moment-là qu'une autre voiture quitta la chaussée.

Elle a d'abord écrasé le cadet, puis a effectué un tête-à-queue pour partir en tonneaux et finir loin dans le champ à côté.

Mais au passage elle a aussi fauché l'aîné et l'a envoyé voler dans les hautes herbes.

On a mis longtemps à le trouver, tellement loin il avait été catapulté.

Morts tous deux au même endroit, au même moment, par le même chauffard aviné.

J'ai pensé aux parents, j'ai pensé à mes enfants.

Non, ce n'était pas une belle journée, il était temps à la garde de s'achever...

24. France-Italie

Quand j'étais gamin, la plupart de mes copains étaient d'origine italienne.
C'est vrai que de Grenoble, la frontière n'est pas très loin.

Ce soir-là, il n'y avait donc rien d'étonnant à voir pulluler les drapeaux vert-blanc-rouge autant que les bleu-blanc-rouge aux fenêtres des immeubles...
La nuit promettait d'être chaude quelle que soit l'issue de ce quart de finale.

Nous voilà donc roulant, toutes sirènes hurlantes, vers un lieu de drame : plaie par arme à feu.
Les policiers, très nombreux, nous orientèrent vers le premier étage.

La porte de l'appartement, explosée en son centre d'un orifice déchiqueté de dix centimètres de diamètre, pendouillant sur le gond du haut, grande ouverte sur un hall de 3 mètres de côté.
Comme à mon habitude je m'immobilisais pour « photographier la scène » et repérer d'éventuels pièges voire dangers.

Le type était allongé sur le dos dans la diagonale, un trou au milieu du thorax à l'image de celui de la porte.
Derrière lui un lampadaire halogène, comme on en faisait alors, est incliné à 45°.
Un policier dans trois des angles qui me regardent arriver.
Bizarre ce lampadaire incliné comme ça, sans même toucher le mur...

Il n'y a pas que ça de bizarre...
Sur ma gauche, membres écartés, une jeune femme hurle et bloque de son corps le passage. Personne ne passera au travers de la porte à laquelle elle s'agrippe.

Bizarre vous disais-je : elle hurle mais je ne l'entends pas.
Les flics regardent mais ne bougent pas.

Je m'approche et m'accroupis vers le cou de l'homme à terre.
Un flic se déride, s'interpose : « on ne touche pas » !
Je me relève : « Si je ne peux pas toucher, je ne peux rien faire : ni l'aider ni constater son décès ».

La jeune femme est derrière moi maintenant, toujours dans la même position, toujours vociférant.
Je regarde dans la pièce qu'elle protège.

Un type plus âgé est assis dans le canapé face à la télé, le match a commencé.
Il mange des pâtes à même la casserole, penché sur une table basse.
Les hurlements de sa fille, la présence de tout ce monde (pompiers, policiers, urgentistes, macchabée) ne le dérangent pas... Il a la fourchette fugueuse. Un verre de rouge à portée de main, dans quel camp est-il ?
Debout contre le mur à sa droite, sous la fenêtre : un fusil.
Bizarre ça aussi.
Un type en civil s'avance vers moi et se présente : c'est l'officier de police judiciaire.
« C'est bon, doc, vous pouvez le toucher : le minimum nécessaire ».
Je connais la musique mais bon, c'est son job de me le rappeler.
Vu le trou qu'il a dans le buffet et la quantité de sang au sol, je n'ai pas besoin de beaucoup pour m'assurer du trépas du jeune homme. Alors je m'accroupis et palpe la carotide...

Et là je pige : en chutant il a renversé le luminaire mais sa tête s'est posée sur la tranche du socle et il est mort comme ça, coinçant de l'occiput le lampadaire pour ne pas qu'il explose au sol. Quelle délicatesse !

Le policier m'explique.

Le type sortait de taule et se pointait là pour voir son fils.
La maman (la jeune femme hurlant accrochée à la porte) n'avait pas envie de le voir.
Alors le type a menacé, hurlé, tambouriné puis martelé la porte juste au moment où le match commençait.
Pour le père de la jeune femme, c'en fut trop.
Le fusil, une Brenneke, une sommation, deux sommations, un coup de feu.
1-0 balle au centre.
La porte explose, le type explose, la porte s'ouvre, le type s'effondre, percute le lampadaire, tombe en arrière et meurt dans un dernier réflexe salvateur pour l'halogène intact.
Tout s'explique.

Tout sauf...
Je regarde mon interlocuteur, les yeux dans les yeux et je lui dis :
« Mais pourquoi laissez-vous ce type manger tranquillement alors qu'il a son fusil à portée de main ? »
Et là le temps qui semblait s'être immobilisé rattrape son retard.

Quatre policiers s'engouffrèrent comme à la parade dans la pièce attenante (le fameux « *Synchronicity* » de *The Police* « ... *If we share this nightmare*... ») :

- Le premier sauta sur la fille et la plaqua au sol : fin des jérémiades !
- Le deuxième sauta sur le père et le tira en arrière droit dans les bras du troisième qui en tour de main (!) lui menotta les poignets : fin des spaghettis !
- Quant au quatrième, il sauta sur le canapé et s'empara du fusil abandonné : fin des conneries !

Quand je suis sorti de là après avoir coché « obstacle médico-légal » sur le certificat de décès, je me retrouvai dans l'ambiance franco-italienne de l'agglomération grenobloise...

Je me suis demandé si je n'avais pas rêvé.

Mais quand j'ai interrogé les autres membres de mon équipe, eux aussi avaient ce sentiment d'avoir vécu l'épisode dans une réalité… décalée…

En tous cas, à ce moment-là, si on ne savait pas qui allait gagner, on savait qui avait perdu…

25. Abdel (Retrouvailles 1/3)

Le jeudi en cinquième je rentrais à 15H.
Seul, je devais traverser un quartier de HLM pour rejoindre le collège.
Au détour d'un immeuble ils étaient là, Abdel et sa bande, à m'attendre.

Il est vrai que j'étais plutôt atypique avec mes lunettes, ma paire de camarguaises et mon intérêt pour les cours. Que voulez-vous ! J'ai toujours aimé apprendre.

Alors ils avaient décidé de me « faire la peau », moi le fayot, celui qui faisait ses devoirs et qui donnait les bonnes réponses aux profs.
A quatre contre un, ils étaient forts.

Moi je savais que j'y passerai un jour car ceux-là, tout le monde les craignait. Alors de l'intérieur de ma camarguaise j'ai sorti mon cutter.
Vous savez le noir, en métal, avec un capuchon jaune qui sert à l'accrocher. J'ai fait glisser la lame et j'ai posé mon sac à dos.

- D'accord les gars, vous êtes quatre et je vais rester sur le tarmac mais je n'y resterai pas seul : au moins l'un d'entre vous va y laisser des plumes... Reste à savoir lequel...

Visiblement, ils n'avaient pas écrit cette scène dans leur scénario. Alors ils ont reculé, ils m'ont insulté, promis qu'ils me retrouveraient (ça ce n'était pas très compliqué) mais ils se sont barrés.
Pendant le reste de l'année ils m'ont ignoré et puis ils sont partis, faire leur BEP...

Vingt ans plus tard, lorsque l'ambulancier me dit qu'on partait vers mon ancien quartier, je n'ai pas percuté tout de suite.
Comme il savait que je connaissais l'endroit il m'a ensuite donné le nom de la rue. Pas de problème je pouvais le guider.

C'est quand il m'a donné le nom de la patiente que j'ai commencé à avoir des doutes...
« 72 ans, douleur thoracique, sensation de mort imminente, très fatiguée, en sueur... »

Elle pouvait l'être fatiguée avec une tension imprenable et son infarctus du myocarde massif.
Elle était même intransportable.
Alors on l'a équipée et j'ai décidé de tenter le tout pour le tout : la thrombolyse.
On en était au début, et rien ne nous interdisait de la faire sur un patient en état de choc cardiaque.
Alors on l'a fait et on a attendu... Rien à perdre, tout à gagner.

Les sept enfants de cette femme, veuve, sont arrivés, les uns après les autres.
Aucun n'a osé m'approcher : on attendait l'aîné.
Il est arrivé avec Abdel qui est resté avec ses frères et sœurs, un peu en retrait.
Alors j'ai expliqué que la situation était grave.
Que si on déplaçait leur maman comme ça on risquait de la tuer alors on avait tenté le tout pour le tout et que si ça marchait, peut-être, on pourrait la sauver...

Après de longues minutes, l'infirmier m'annonça que la tension était à nouveau mesurable, alors on a sorti le grand jeu et on a pu la déplacer.

Avant de quitter les lieux, je suis allé voir le frère de famille pour qu'il sache que rien n'était gagné tant que les cardiologues n'étaient pas intervenus.
Il a parfaitement compris, m'a tendu la main et m'a dit, la main sur l'épaule « Merci Docteur ».
Et puis il s'est effacé et s'est tourné vers ses frères et sœurs.
Chacun à leur tour ils sont venus me serrer la main et me remercier.
Quand ce fut au tour d'Abdel, je lui dis :

- Salut Abdel, comment vas-tu depuis tout ce temps ?

Il a écarquillé les yeux et m'a dit : « On se connait ? »

- Collège Pablo Picasso, Cinquième. Tu ne te souviens pas de moi avec tes trois copains, derrière la tour ?

Il lui a fallu un moment avant qu'il ne pâlisse et que ses yeux ne s'écarquillent.
Le frère aîné lui, n'avait rien raté de la scène et il s'est approché.

- Abdel ? Tu le connais ? C'est quoi cette histoire ?
- Ce n'est rien Monsieur, une histoire de gamins quand on était au collège, rien de bien grave, mais ça m'a fait plaisir de revoir votre frère...

Je ne sais pas ce qu'il s'est passé ensuite.

Je ne sais pas ce qu'Abdel a bien pu raconter à son aîné, mais leur mère, nous, on l'a sauvée.

26. Monsieur Rose* (Retrouvailles 2/3)

En bouclant ma ceinture de sécurité je demande à l'ambulancier où on va.

- Pas loin, dans Fort-De-France, quartier Bichaô*.
-

Ce nom m'évoque un vieux souvenir... aussi je lui demande...

- Quel nom le patient ?
- Monsieur Rose*.
- (Tiens, tiens...) Quel âge ?

Il me tend la feuille de route, conduire et discuter.... Il a raison...
Le prénom colle à mon souvenir, l'âge, je ne sais plus.

J'appelle mon épouse et lui demande de regarder le dossier de « Monsieur Rose » dans nos archives personnelles et plus particulièrement son prénom et sa date de naissance.
Bingo !
Ça colle aussi.

Ce type m'a joué la pire crasse de ma vie 10 ans avant, lors de mon premier passage en Martinique, et je file chez lui : il a une vive douleur dans la poitrine et je vais le prendre en charge.

Pour le coup ça me rappelle Abdel** et ses copains ! Un remake ?

Alors je m'adresse à mon équipe (l'infirmière-anesthésiste et l'ambulancier) :

- Je vais vous demander d'être encore plus « pro » que d'habitude si c'est possible. Je ne veux aucune « boulette », je veux que la prise en charge soit plus que parfaite, que l'on ait absolument rien à nous reprocher. Que la prise en charge soit (conforme)² !

Ils me regardent comme si le ciel m'était tombé sur la tête (c'est le cas mais ils ne le savent pas). Je rajoute :

- Je vous expliquerai quand on sera rentrés.

Ils échangent un regard qui en dit long sur ce qu'ils pensent de mon état de santé mental et doivent se dire qu'il va falloir m'amener à Colson, l'hôpital psychiatrique.

Ascenseur, porte d'entrée, accueil par le fils aîné (que je reconnais mais pas lui).
L'épouse (que je reconnais mais pas elle) est dans un coin les cheveux ébouriffés par un « vent de panique ».
Un couloir sombre, une porte à droite, un grand lit, un grand monsieur : c'est lui (je le reconnais mais pas lui).

- Bonjour Monsieur Rose, que vous arrive-t-il ?
-

La suite : vous la connaissez !
Interrogatoire, recherche des facteurs de risque cardio-vasculaire, le tracé électrocardiographique, la voie veineuse, le saturomètre, le diagnostic : syndrome coronarien aigu avec élévation du segment ST.
En clair et sans décodeur : l'infarctus.

L'infirmière enchaîne mes prescriptions, les pompiers arrivés entre-temps et mon ambulancier préparent l'évacuation.
Tout s'enchaîne à merveille, la concentration et le professionnalisme sont à leur maximum, j'en oublie même qui je soigne jusqu'à ce qu'on arrive sur la table de coronarographie du CHU et que j'en sorte après avoir confié le patient au cardiologue interventionniste.

Dans l'ascenseur l'ambulancier et l'infirmière me regardent et attendent.
C'est trop tôt, nous ne sommes pas encore seuls.

Au rez-de-chaussée, on sort du bâtiment principal pour rejoindre celui du SAMU.
La nuit est déjà tombée et je vois un grand type arriver.

- Docteur, docteur, comment va mon père ?

Alors je m'arrête et je lève les yeux vers ce type qui ne m'a toujours pas reconnu. Mon équipe s'éloigne un peu mais reste vigilante : que va-t-il se passer ?

- Monsieur, j'ai soigné votre père comme si c'était le mien. Mieux encore ! Il est dans les mains des cardiologues et si tout se passe bien, ce dont je ne doute pas, il sortira de là les coronaires refaites à neuf !

- Oh merci, merci, Docteur.

Et il m'a pris les mains.
C'est là que la colère m'a rattrapé.

Je me suis dégagé et l'ai fait reculer, l'index gauche sur le sternum et mon poing droit prêt à l'aligner. Une rage comme je n'en avais pas connu depuis mes années « récré ».

- Putain mais vous avez de la merde dans les yeux ou vous le faites exprès ?
- Vous ne me reconnaissez pas ?
- Je suis le Docteur TORRES.
- Ça vous rappelle quelque chose ?
- Je suis celui que votre père a arnaqué en prétendant avoir gagné des millions au loto.
- Celui qui, à cause d'un agent immobilier négligeant et incompétent, a signé un compromis de vente bidon alors que votre père n'avait pas un euro en poche.
- Celui qui a dû se battre des mois pour récupérer et vendre à perte sa maison.
- Celui qui a du faire un emprunt pour nourrir ses enfants alors que votre père l'avait ruiné et s'en foutait comme de l'an 40 !
- Alors ne me remerciez pas Monsieur, et ne vous excusez pas non plus car je ne saurais le tolérer : dégagez !

Le type a reculé en trébuchant, bredouillant, tentant de se défendre :

- Taisez-vous, dégagez ! Je ne veux plus voir votre tête sinon je vais l'écrabouiller !

J'étais tellement furieux que je n'avais remarqué ni mon ambulancier qui me tirait en arrière par le bras, ni la foule de martiniquais qui nous entourait.
Le fils a dû se frayer un chemin entre eux, et j'ai entendu des mots de créole fuser : il a filé.

Mon ambulancier a dit deux ou trois phrases en créole, je n'ai compris que plus tard qu'elles visaient à calmer la foule.

Non pas contre moi mais contre l'autre, le fils.

Une heure plus tard, une auxiliaire de régulation médicale a fait sonner mon bip : quelqu'un voulait me parler, au rez-de-chaussée.
Je pensais que c'était le cardiologue qui venait respirer un peu d'air non climatisé et me donner des nouvelles de Monsieur Rose.

C'était le fils qui m'attendait.
Il a levé les mains devant lui et m'a demandé :
- Je voudrais vous parler.
Je me suis assis sur les marches et je l'ai invité d'un signe de tête à le faire.

Alors il m'a raconté que son père l'avait lui aussi ruiné.
Utilisant son chéquier pour payer des dettes à droite et à gauche et que, interdit bancaire contre son gré, il était allé dans une île anglophone caribéenne refaire sa vie.
Qu'il n'était là que pour quelques jours afin de présenter le grand-père et la grand-mère au petit-fils car il était jeune papa.
Il n'a pas tenté d'excuser son père car lui-même ne lui pardonnait rien, mais c'était son père et il n'y pouvait rien.

Je n'ai rien dit, soutenant son regard jusqu'au bout.

Je n'y ai vu aucune hésitation.

Je crois qu'il a dit vrai...

Son père, lui, nous doit toujours plusieurs milliers d'euros de dommages et intérêts.

Et si sa santé financière reste catastrophique, sa santé physique elle, est excellente !

* Les noms ont été changés : il n'existe aucun quartier Bichaô à Fort-de-France, mais monsieur Rose existe bel et bien.
** chapitre 25

27. Madame Sarfatti

« Appel Régulation »
C'est le message qu'affiche mon bip après avoir hululé et m'avoir tiré de mon trop bref somme.

Le téléphone de ma chambre de garde sonne aussi sec et un ARM (auxiliaire de régulation médicale) me lance :

- Je te passe le régulateur...

Bien la peine de faire hurler le bip...

- Je t'envoie sur une dame, 80 printemps, détresse respiratoire, centre-ville. Ah ! Et tu pars tout seul, les autres équipes sont dehors.

Et de me raccrocher au nez !

Comme la régulation est entre le garage et ma piaule, je décide d'y passer pour alpaguer le régulateur.

- Les mecs du service ambulance...ils sont dehors aussi ?

Coup d'œil du régulateur à l'ARM qui répond négativement de la tête.

- Alors tu m'en colles un : il pilotera et m'aidera à monter le matos !

Coup d'œil de l'ARM au régulateur qui répond positivement de la tête.

Je descends dans le garage, récupère la feuille de route : l'adresse est facile à trouver.
Une grande artère d'un beau quartier, plein centre.

Arrivent les deux ambulanciers du « service ambulance » chacun poussant l'autre à se porter volontaire.

- Salut les gars. C'est lequel qui m'accompagne ?

Aussi peu enclins l'un et l'autre à faire du SMUR chacun pointe le doigt vers l'autre désignant ainsi l'heureux élu.

- OK les gars, ça me va. On y va tous les trois !
-

Un peu médusés de s'être fait berner, ils montent tête basse dans le véhicule qui semble les mener à l'abattoir.

- Ne vous inquiétez pas : je vais me débrouiller, vous n'aurez qu'à m'aider à monter le matériel. Et puis il y aura les pompiers aussi…

Et nous voilà partis, toutes sirènes hurlantes en cette belle nuit d'été.

- Dormez bien, brave gens, il est trois heures et tout va bien. Le SAMU veille sur vous !

Les deux ambulanciers dont l'angoisse croit inversement proportionnellement avec la distance qui nous sépare de la vieille dame me regardent l'œil lugubre, se demandant pourquoi je suis hilare.
S'ils prenaient le temps de voir la tête qu'ils font, ils comprendraient.

Sur place ça se passait plutôt mal pour la vieille dame en détresse respiratoire cognée.
Les pompiers avaient assuré en la plaçant sous oxygène.
Evaluation de la situation : c'était parti pour la séquence voie veineuse-induction-intubation-ventilation assistée.
En un mot : réanimation.

Je m'en tire plutôt pas mal sous l'œil éberlué de mes deux ambulanciers appuyés l'un à l'autre pour se rappeler mutuellement de ne pas flancher.

Une fois la dame « techniquée » et « brancardée » par les sapeurs mes deux compères nous ramenèrent au CHU puis au bercail, leur moral remontant au galop.
Ils m'aidèrent à refaire le matériel, fiers d'avoir sauvé une vie, et filèrent à l'anglaise dès que faire se pu.

Quinze jours plus tard je reçus un colis contenant une boite de chocolats et un petit mot.

« Cher Docteur,
Vous, qui ne me connaissez pas avez dépensé, m'a-t-on raconté, une énergie phénoménale pour me sauver, moi, une vieille dame tout au bout de sa vie.
Soyez-en remercié par ce petit présent.

Madame Sarfatti. »

Armé de la boîte de chocolats et de ce merveilleux petit mot je descendis au service ambulance.

La chance fit que j'y trouvai mes deux co-héros.

- Salut les gars. Vous vous rappelez de l'intervention de l'autre nuit ?

Un peu qu'ils s'en souvenaient, l'histoire avait pris du volume...
Je leur lut le petit mot devant tous leurs collègues présents.

J'avais la boîte de chocolats dans la poche.

- Alors voilà, comme on est trois et que j'ai fait le plus gros du boulot, je vous propose de partager les chocolats ainsi : 50% pour moi et 25% pour chacun d'entre vous. Ça vous va ?

Un peu que ça leur allait !
Des chocolats !

Alors j'ouvris la minuscule boite pleine de quatre chocolats, leur en donnai un chacun et repartis, goguenard mais sous leurs yeux stupéfaits et les rires de leurs collègues, avec les deux restants...

Merci Madame Sarfatti pour vos délicieux chocolats.

Quant à votre petit mot : il n'a pas de prix !

28. Boris

Boris avait 16 ans, un scooter et voulait fêter la fin des cours.

Boris avait une copine, une belle tête d'ange et avait inventé un jeu.

Le jeu consistait à griller le plus de feux rouges possible, sa copine derrière lui et à voir ce qui allait se passer.

Pour les trois premiers, il ne vit pas grand-chose sauf la Chance qui lui souriait.

Mais la Chance n'étant pas à chaque coin de rue, au feu suivant, c'est la Faucheuse qui le guettait.

Alors, pendant qu'il croisait son regard, son attention détournée, il ne vit pas la voiture qui croisait... son chemin.

Alors il la percuta à fond de train et Boris, comme sa copine, s'envolèrent cul par-dessus tête.

La belle atterrit dans un bosquet qui amortit suffisamment sa chute pour qu'elle ne se brisa qu'un fémur.

Boris lui, percuta la planète face première qui s'impacta dans le goudron de la chaussée.

La Chance les rattrapa, un peu essoufflée, sous la forme d'un jeune Pompier de Paris qui aussitôt mit Boris, inconscient, sur le côté pour lui permettre de respirer.

Le goudron, de trop près, ça s'inhale mal.

Ah, et puis, il donna l'alerte alors on arriva.

NJ l'infirmier et moi, on n'avait pas besoin de se parler.

Les échanges de regards suffisaient. Celui qu'on échangea en disait aussi long qu'il avait été bref.

Ça sentait le sapin car on voyait là-bas la Faucheuse et la Chance qui nous tournaient autour.

Alors on a commencé à équiper le garçon : oxygène à haut débit, voie veineuse, scope, capteurs... et à préparer l'intubation, une seconde voie, la sonde gastrique...

C'est lorsqu'on l'a mis à plat dos que ça s'est gâté.

Je n'ai vu ça qu'une seule fois au cours de ma carrière : quand on l'a retourné, son visage s'est littéralement affaissé.

Les pommettes, le nez, les mâchoires, tout le massif facial s'est effondré sur lui-même, ne laissant s'échapper des narines et de la bouche que du sang rouge vif.

La Faucheuse, radieuse, fit un pas en avant.

Je glissai illico la lame du laryngoscope entre les mandibules et d'une traction libérai le passage pour glisser la sonde d'intubation. Je ne vous décrirai pas la sensation transmise par ce mouvement. J'en profitai pour passer la sonde gastrique, pas question de la passer par le nez et risquer de l'envoyer vers le haut...

Sitôt intubé je vérifiai, en l'insufflant, la bonne position de ma sonde au stéthoscope.

Si ça passait bien à droite, ce n'était pas le cas à gauche. D'autant que le scope avait décidé de se mettre à hurler devant une bradycardie croissante annonciatrice d'un arrêt cardiaque imminent.

La grande Faucheuse se rapprocha encore...

Un petit coup de percussion sur chaque poumon : le message était clair. Ce n'était pas la sonde d'intubation que j'avais envoyée trop loin, c'était un pneumothorax gauche qui poussait le cœur dans ses derniers retranchements.

La Chance me fit un clin d'oeil quand je vis NJ, un cathéter orange à la main, s'apprêter à poser la seconde voie veineuse.

Je me penchai en avant et le lui subtilisai sans un mot. Je sentis sans le voir son regard sur moi. Mon regard à moi était posé sur le thorax tout comme mon index gauche qui cherchait le deuxième espace intercostal.

Sitôt trouvé, je plantai verticalement le cathéter et ôtai le trocart. L'air s'échappa dans un beau sifflement aussi bien du thorax de Boris, que du mien et de tous ceux qui avaient assisté à la scène.

Le scope lui-même, stupéfait et fâché, se drapa dans un silence religieux et se remit à afficher un rythme cardiaque normal.

La Chance fit un geste indécent à la Faucheuse qui s'éloigna bouder plus loin.

L'ambulancier avait royalement anticipé la suite ce qui abrégea notre séjour sur les lieux de l'accident pendant qu'une autre équipe s'occupait de la copine de Boris.

Le surlendemain, encore de garde, j'appelai la réanimation chirurgicale pour prendre des nouvelles de Boris.

Pierre que je connaissais bien et qui s'en occupait refusa de me répondre au téléphone et m'invita à venir voir sur place.

La tête de Boris avait triplé de volume, son scanner cérébral montrait des lésions diffuses du cerveau et l'état de la boîte crânienne avait laissé sans voix les neurochirurgiens et les chirurgiens maxillo-faciaux.

Pierre avait prévenu les parents qui avaient signé les autorisations de prélèvements d'organes. Ça se passait ainsi à l'époque. On n'attendait plus que les signes de coma dépassé pour enclencher le processus. Boris était mort ou c'était tout comme. La Faucheuse, sûre de son coup, avait quitté les lieux.

Mais la Chance elle, n'avait pas dit son dernier mot, Boris ne passa jamais en stade de coma dépassé et il resta ainsi tout l'été en réa.

Début novembre, dans les CHU, c'est le changement d'internes. Dans ce service, l'habitude voulait que les nouveaux arrivants fassent une visite avec les internes sortants pour leur présenter les patients.

Quand ils furent dans la chambre de Boris, l'interne entrant, après avoir entendu l'histoire narrée par l'interne sortant posa une question : est-ce que Boris portait un casque ?

Et Boris, toujours intubé et ne pouvant parler, leva la main gauche, l'index en l'air et le balança de droite à gauche.

Boris fut opéré plusieurs dizaines de fois afin de reconstruire son massif facial.

Mais adieu la belle tête d'ange.

Il garda aussi comme séquelles des difficultés à parler et une baisse de l'acuité visuelle.

Au cours de cet été je suis intervenu pour un autre jeune homme, Fabien. Chute à moto, casqué, retrouvé dans le coma, Glasgow à 3. Il a récupéré plus vite que Boris et a rejoint un centre de rééducation. Comme c'était le neveu d'un de nos pilotes d'hélicoptère, je savais où il était. Alors, un jour que je passais dans cet établissement pour y amener un autre patient, je suis allé le voir.

Fabien partageait sa chambre avec Boris.

29. Rudie Can't Fail*

Tous les médecins du secours en montagne de la planète rêvent de ramener un avalanché, hypotherme, en état de mort apparente, et de le voir quitter l'hôpital sain et sauf quelques jours après.
Pour eux c'est : « L'Intervention ».
Cela m'est arrivé.
Deux fois**.
L'histoire qui va suivre concerne l'un d'eux.
C'est comme un conte de Noël : long, triste et beau à la fois.

Je suis posté pour la semaine à l'Alpe d'Huez avec l'équipage de la Sécurité Civile (Pat et Dédé) et les guides du Peloton de Gendarmerie de Haute Montagne (PGHM) de l'Isère.
On est mercredi et les deux jours précédents ont vu s'accumuler sur les Alpes d'énormes quantités de neige.

Le matin on a décollé dans le secteur de Chamrousse pour récupérer un premier avalanché. La coulée, petite, l'avait envoyé se fracasser la jambe contre un rocher. Aucun problème pour lui si ce n'est 45 jours d'immobilisation.

Le jeudi nous interviendrons sur un troisième avalanché, sur le Cornafion, dans le massif du Vercors.
La coulée, longue mais peu épaisse, l'avait traîné sur une bonne centaine de mètres et il s'en tirait avec une bonne frayeur, une douleur rachidienne (la suite ne révèlera aucune fracture) et une belle retrouvaille. L'avalanché avait été mon chef dans un service des urgences pendant 6 mois lors de mon internat. Il est même au cœur de l'histoire numéro 33 mais vous verrez ça plus tard...

Mais revenons à ce mercredi, à l'heure du déjeuner. Nous avons été très vite informés d'une énorme avalanche sur Valmeinier en Savoie.

L'EC-145 du PGHM de Modane avait été rapidement engagé et Dragon 38-1, un autre EC-145 de la sécurité Civile, basé à Grenoble, était en vol, non médicalisé. Nous suivions le déroulé des opérations ne sachant pas si nous allions être engagés avec notre bonne vieille Alouette III ou si on nous gardait pour assurer la sécurité de l'Isère et de la Savoie.

Nous appendrons par la suite que l'hélico bleu avait failli se crasher lors d'un atterrissage dans la poudreuse et que le rouge, pourtant piloté par Paulo, un vieux de la vieille, s'était fait « dégueuler » dans le nuage par un très violent rabattant.
Car oui, si le soleil brillait sur toutes les Alpes, un énorme nuage coiffait les sommets et vallées aux alentours de Valmeinier.
C'est à cause de lui d'ailleurs que le guide s'est trompé et a amené les sept élèves qu'il accompagnait au mauvais endroit...

Quand l'ordre de décoller nous a finalement été donné la mission qui m'était confiée était simple et horrible à la fois : constater le décès des trois jeunes lycéens et du guide.

Je me rappelle très bien ce vol à la fois lugubre et magnifique.
Nous sommes passés aux pieds des Aiguilles d'Arves : je ne les avais jamais vues aussi proches, belles et blanches.

Mais la réalité nous a vite rattrapés : nous avons d'abord repéré cet énorme nuage, maléfique, posé sur les sommets et puis, au fur et à mesure de notre approche, la coulée.

L'énorme coulée ponctuée de grains de poivre : les sauveteurs. Et encore, nous n'en voyions que le bas. La cassure était bien plus haut, dans les nuages. Elle mesurait 900 mètres de large pour 500 de haut.

Pat et Dédé nous ont posés en toute sécurité et sont repartis attendre en fond de vallée.

Marco est parti de son côté apporter son savoir-faire de guide et d'officier de police judiciaire.
Moi j'ai été amené auprès des quatre corps brisés, sans vie.
L'espace d'un instant je me suis retrouvé dans une situation similaire***, en janvier 98...

Et puis Marco est revenu.
« Vite, vite, on en a trouvé un autre, sous plusieurs mètres de neige. Il est gelé, inconscient mais il respire encore, vite, vite ! ».

Nous ne le savions pas alors mais il venait de battre un record mondial : 6 heures d'ensevelissement et il vivait encore. Il allait changer la façon de voir les choses sur la planète entière**.
A cette époque une belle étude montrait que si on sortait un avalanché (sans blessure vitale) en moins de 15 minutes : il survivait dans 100% des cas.
A contrario, tous les avalanchés sortis après la quatrième heure mourraient.
Lui, il prouvait qu'il ne fallait pas baisser les bras si tôt.
Indirectement il allait sauver des dizaines de vies.

Pour le moment, il respirait très difficilement au travers de ses lèvres pincées, la « bouche en cul de poule ». On aurait tout juste pu y passer une paille !
Selon les recommandations de l'époque, je n'aurais pas dû l'intuber.
La stimulation provoquée pouvait arrêter son cœur qui battait encore, 27 fois par minute.
Il serait alors impossible de le faire repartir car il était en hypothermie sévère à 22°C.
Comme le disait le Pr GOLDSTEIN du SAMU 59 (je sais, il n'est pas Professeur, on ne lui a jamais accordé ce titre, mais à mes yeux, il l'est) : c'est la différence et la force des SAMU français.
On y met des médecins pour qu'ils sortent des protocoles quand le cas ne colle pas à leur réalité.

Voir ce jeune homme de 17 ans, mettre toutes les forces qu'il lui restait pour respirer, voir la nuit tomber, sentir le nuage nous coiffer et ne sachant pas si l'Alouette pourrait venir nous récupérer ou si nous allions devoir le redescendre en traîneau... me firent me décider à l'endormir et à l'intuber.

Ce n'était pas gagné : les drogues d'anesthésie allaient-elles fonctionner aussi bien dans un corps à 22° ?
Les choses furent compliquées car, au moment de l'intuber, l'EC-145 de la Gendarmerie vint se poser non loin soulevant des tonnes de neige fraîche.

Mais au final Rudie fut intubé, et tant pis si cela provoquait un Clash*.

L'Alouette, pilotée de main de maître par Pat vint nous coiffer dès que Rudie fut complètement équipé et installé dans la perche. Marco et Dédé veillèrent au grain pour l'installer à bord.
Je montais en dernier, fermai la porte et demandai un instant à Pat le temps de replacer mes doigts sur le cou de Rudie.
Pas facile de percevoir les battements à raison d'un toutes les deux secondes avec les doigts gelés. Dès que je les perçus à nouveau je fis signe à Pat qui décolla.
Hélas, ce temps que je venais de nous faire perdre, permit au nuage de venir nous coiffer et nous nous trouvâmes pris dans le brouillard.

Les deux autres hélicos avaient failli se crasher, c'était à notre tour : plus de repères.
Où était la montagne ? Où était la vallée ?

Alors dans le calme et dans un professionnalisme digne des plus grands films hollywoodiens Pat et Dédé nous sortirent de là.

Je me rappelle l'immense soulagement de revoir les lumières au fond de la vallée tout en percevant encore le pouls de Rudie sous mes doigts.

Le voyage du retour vers le CHU de Grenoble, malgré le beau temps retrouvé, nous réserva encore une surprise. Sur le point de franchir le Pas de la Coche, une énorme turbulence nous envoya bouler.
Je basculai cul par-dessus tête (je ne pouvais pas me sangler et surveiller Rudie) et perdis contact avec sa carotide. Je mis de longues minutes avant de retrouver le signal mécanique qu'il m'envoyait car, si le scope m'affichait un signal 27 fois par minute, rien ne prouvait que le cœur battait vraiment.

Quand nous arrivâmes au déchocage les équipes nous attendaient de pied ferme.
Les réanimateurs eurent le temps d'enregistrer un électrocardiogramme (et ses belles ondes J d'Osborn), les cardiologues placèrent le désilet artériel et les chirurgiens cardiaques le veineux.

C'est à ce moment-là que le cœur de Rudie s'arrêta. Fibrillation ventriculaire.

Aussitôt la circulation extracorporelle prit le relais. On aurait dit que tout avait été orchestré.

C'est le lendemain, alors que je ramenais mon copain du Cornafion avec Fredo, un autre guide du PGHM, que je discutais pour la première fois avec Rudie.
Plutôt abasourdi mais bien vivant, assis dans son lit de réa, juste une perfusion dans l'avant-bras...
Il nous raconta ce qu'il avait vécu...
Ce fut mon dernier vol à bord de l'Alouette III, à la retraite quelques jours plus tard.
Ce fut mon dernier vol à bord de l'Alouette III et ce fut le plus beau.

Ah...et puis... j'allais oublier...
Rudie va bien.

* Rudie Can't Fail. The Clash. 1979.
https://www.youtube.com/watch?v=tU1stt0okdM

** Perle n°36 « Le grand somme » et :
https://www.researchgate.net/publication/266949143_Full_Neurologic_Recovery_after_Prolonged_Avalanche_Burial_and_Cardiac_Arrest
*** Perle n°3 « Les Orres »
**** Perle n°33 « Plein la bouche »

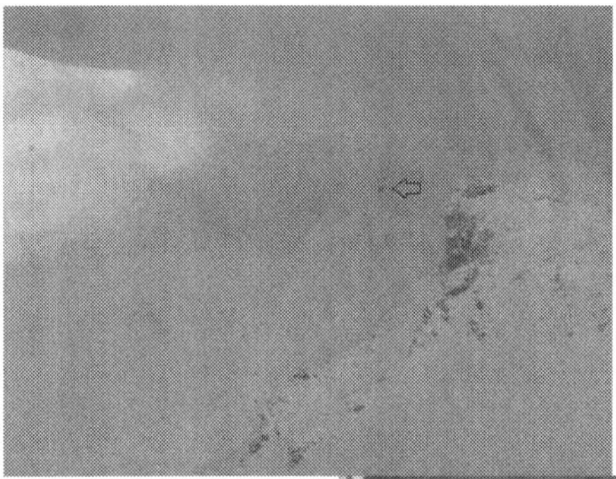

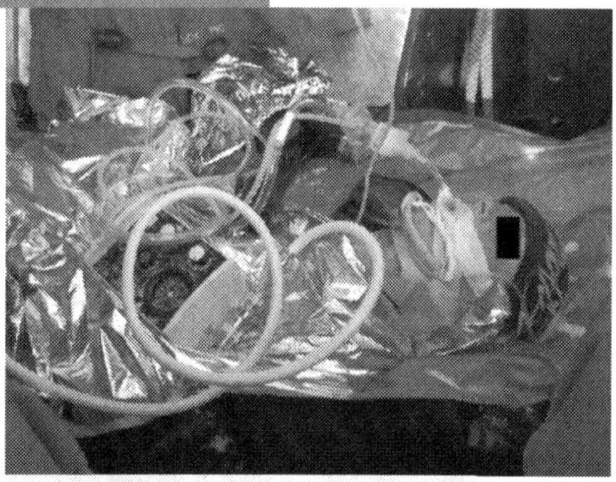

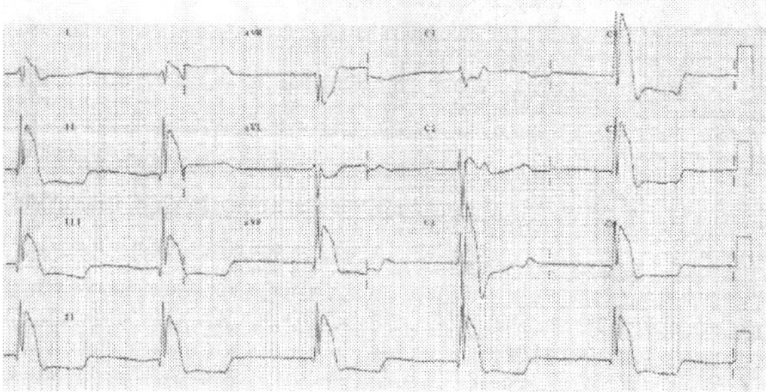

30. Crunch

La Quinche pouvait poser une Alouette III dans moins d'espace qu'elle n'en occupait.
Une fois, on s'est posés entre quatre noyers, tellement près des branches qu'on aurait pu cueillir les noix si la pluie ne nous avait pas empêchés d'ouvrir les portes et de finir noyés.

Ce coup-là on avait été appelés à Notre-Dame-De-La-Salette pour un pèlerin en difficulté : douleur thoracique.
On était en final, sur le parvis, devant la basilique.
C'était un peu tendu car il y avait un monde fou.
Bien qu'on sache qu'on était sous Haute Surveillance, ce n'était pas le moment de rater son coup.

Alors la Quinche avait coincé son mégot au fenestron de sa machine et maniait ses manches de main de maître, très concentré.
Pour ma part, en siège bâbord, assis à l'envers sur le siège, je profitais du paysage.
Et tout à coup, ce qui était bien rangé devant nous, se mit à dériver sous le souffle du rotor de l'engin volant.
Je vis d'un coup d'un seul des centaines de bougies s'envoler d'un immense candélabre, formé de cercles concentriques de taille décroissante dont le plus grand, à la base, mesurait bien 5 ou 6 mètres de diamètre.
Je ne pus m'empêcher de commenter dans l'Interphone de bord.

- Waow ! Joli *strike*, La Quinche !
- Oups, répondit-il sans se démonter et en jetant un coup d'œil sur notre gauche.

Les bougies étaient éparpillées sur des dizaines de mètres carrés et le candélabre avait été si bien nettoyé qu'on aurait pu le ranger pour l'hiver.
Et des bougies, il y en avait autant qu'un curé peut en bénir et Dieu sait s'ils ont du potentiel !

Marco, le CRS de Haute Montagne qui m'accompagnait, ouvrait déjà la porte et sautait de la machine emportant le lourd scope-défibrillateur.
Je lui emboîtais le pas avec le sac de secours sur le dos et la bouteille d'oxygène en main droite.
Un religieux nous fit un signe et nous lui emboîtâmes le pas dans un dédale de couloirs et de salles diverses.

Notre patient n'était pas trop inquiétant mais il fallait quand même le ramener à Grenoble.
Je l'équipais rapidement pendant que Marco débusquait un fauteuil roulant.
Aussitôt le patient installé Marco repartit par le chemin que nous avions emprunté avec le religieux.
Je restais en arrière avec mon confrère du sanctuaire pour récupérer l'identité du patient.

Incapable de retourner à l'hélico seul vu le chemin tortueux que nous avions emprunté à l'aller, je demandais à mon interlocuteur de me ramener.
Il s'exécuta sans hésiter et je lui emboîtais le pas, sac sur le dos, scope en main droite et oxygène dans la gauche. Il partit à l'opposé de la direction que je nous imaginais prendre !

Ah, j'ai oublié de vous dire, qu'étant prévu initialement pour le secours en montagne, j'étais en baudrier avec toute ma quincaillerie tintinnabulante à ma taille : descendeur, mousquetons, shunt...
Autant vous dire que quand mon guide me fit entrer sous le dôme de la basilique, un silence religieux régnait et je n'en menais pas large.

Car la Basilique était pleine à craquer. N'oublions pas que cet endroit vient juste après Lourdes dans le classement des pèlerinages français !
Parce que l'évêque officiait.

Et que nous étions face à tout ce beau monde, étant entrés par une porte planquée au fond de l'abside, de l'autre côté de l'autel.

L'évêque fit comme si nous n'existions pas tant il était concentré sur sa cérémonie.

Par contre nous fûmes accueillis par un mouvement mystico-gélatineux de la foule.
Nous contournâmes l'autel et traversâmes la nef en remontant l'allée centrale vers les grandes portes closes.
Impossible de passer inaperçus : tous les regards étaient braqués sur nous, la messe n'avait plus l'air de les intéresser et avec le bruit de cliquetis que je faisais nous étions aussi discrets qu'un éléphant dans un magasin de porcelaines.
Je croisais le regard d'une grosse dame qui réussit à me crucifier du regard tout en m'adressant un « chuuuuut » aussi virulent que désapprobateur, l'index hésitant à pénétrer l'une ou l'autre de ses narines.

Je vous avoue que j'ai été ravi d'atteindre la porte et de ressortir au grand jour.
L'Alouette était toujours là et n'attendait que moi pour décoller.

Quand je remis mon casque, réinstallé à ma place tout à gauche, je ne pus, à nouveau, m'empêcher de commenter.

- Ben dis donc, ils n'ont pas perdu de temps : toutes les bougies ont été remises à leur place.

Je jetais un coup d'œil à ma droite, et je vis la Quinche regarder l'immense candélabre.
Il décrocha la cigarette de ses lèvres, la colnça d'un geste rapide dans le fenestron.
C'était le signe qu'une manœuvre pointue se préparait.

Nos regards se croisèrent un instant et j'y perçus une lueur satanique aussi fugace qu'indubitable.

Aussitôt dit aussitôt fait, il monta le régime et décolla inclinant légèrement l'hélico vers lui.
Le souffle, orienté avec précision, fit s'envoler avec une parfaite synchronisation l'ensemble des bougies savamment rangées.

C'était trop tentant.

Mais il ne s'en tint pas là !

A 5 mètres du sol il fit faire un demi-tour à sa puissante machine qui éparpilla les bougies dans toutes les directions.
Ce coup-là, il faudrait un bon moment pour les récupérer.

Et c'est là que nous les vîmes.
Trois bonnes sœurs.

Sagement assises sur le muret, tenant leur cornette d'une main, leurs jupes de l'autre et luttant des abdominaux pour ne pas basculer en arrière, cul par-dessus tête.

Le Dragon s'envola donc, sans que Saint Georges ne se pointa.

Quand je revis ce moment en pensée, je ne peux m'empêcher de me dire que ça aurait fait un superbe spot publicitaire pour un certain chocolat qui croustille...

La Quinche, quant à lui, arborait maintenant un sourire angélique...

31. Mi-cuit

Non, ce n'est pas une recette de cuisine.

Oui, c'est une intervention horrible.

Non, elle n'est pas à laisser entre toutes les mains.

Oui, elle va vous retourner.

Le type avait 72 ans et picolait depuis des années.

Plus rien d'autre à faire depuis qu'il avait quitté le fond. Alors il le touchait, le fond.

Tout le monde le connaissait dans cette ancienne ville minière du sud de Grenoble.

Tout le monde le connaissait. Surtout dans son immeuble.

Quand il se mettait à beugler, on n'appelait plus la prévôté. On attendait qu'il cuve et le silence revenait. Ça ne prenait jamais longtemps.

Mais ce soir-là il braillait tant et plus que les voisins ont tout de même appelé. D'autant que les cris n'avaient pas l'intonation habituelle.

Les gendarmes avaient trouvé porte close et avaient dû appeler les pompiers pour la sacro-sainte « ouverture de porte ».

Le type était couché.

A plat dos.

Sur son poêle à charbon.

Allumé.

Le type était collé.

Tel le steak qu'on a oublié sur le feu.

Alors les pompiers l'ont arrosé et le poêle s'est fendu.

Faut dire qu'il tournait à plein régime vu la couche de neige et le froid qui recouvraient le pays.

Mais le type, lui, bien vivant, réveillé et dégrisé, était toujours collé.

Alors ils nous ont appelés et on est venus, de nuit, en hélico.

Le type était méchamment brûlé, le type était solidement collé, mais le type était aussi en hypothermie. A 33 degrés.

Parce que quand ils avaient arrosé le poêle, la vapeur d'eau dégagée les avait obligés à ouvrir les fenêtres. Ah et puis l'odeur aussi.

Le type ne bougeait plus mais tremblait de tout son corps.

Les yeux grands ouverts, emplis d'une horreur et d'une douleur inénarrables, il suivait chacun de nos gestes. S'attendant probablement à ce qu'on l'achève comme on ferait d'un animal blessé.

Alors on l'a rassuré, on l'a endormi et on a galéré pour le décoller.

Je ne décrirai pas la façon dont nous avons dû procéder mais nous avons fini par l'emporter.

Nous sommes allés directement à Lyon, dans un service de grands brûlés.

Ils n'avaient jamais vu ça.

Le bilan lésionnel a montré que ses côtes étaient carbonisées et une grande partie de ses poumons, les reins...

La mort a fini par le rattraper.

Trois jours après...

32. A quel Saint se vouer ?

Je vous en ai déjà parlé de la réunion de service. Tous les mardis à 14H. Au Centre d'Enseignement des Soins d'Urgence. La Grand-Messe du CESU-Marie-Joseph… Vous vous souvenez* ?

Isa avait une idée.
Une belle idée.
Ça s'est senti jusqu'à ce que le boss lui donne la parole, tant elle en vibrait.

Elle s'était assise à côté de moi, quasiment en face du patron.
Alors elle nous a expliqué qu'elle voulait qu'une fois par mois ses ambulanciers aient une formation médicale.
Pour mieux comprendre, pour mieux s'impliquer, pour démystifier.

Vous voyez : c'était vraiment une bonne idée.
Isa était comme ça, pleine d'énergie et de belles idées.
Ce n'est pas pour rien qu'elle était cadre infirmier.

C'était une ISAR : une Infirmière Spécialisée en Anesthésie Réanimation comme on disait alors.
De nos jours on dirait une IADE. Une Infirmière Anesthésiste Diplômée d'Etat.

Alors la patronne du SMUR a trouvé ça génial.
Elle aussi était anesthésiste mais pas infirmière, médecin.
Alors elles ont imaginé, elles ont organisé, elles ont planifié.
C'était beau de voir ce projet prendre vie.
Et la patronne a désigné le médecin chargé de cet enseignement mensuel.

Et là ça a *clashé* !
Parce qu'Isa s'y est opposée.

Elle s'est levée, là juste à côté de moi, renversant son siège dans sa précipitation et a hurlé.

« Ah non ! Je ne veux pas que ce soit le rôle d'UN SEUL MEDECIN. JE VEUX UN MA-LA-XA-GE DE MES DEUX SEINS ! »

Alors moi, toujours plein de bonne volonté, toujours prêt à aider et à détendre l'atmosphère, je me suis levé à mon tour, me suis tourné vers elle bras tendus et doigts largement écartés et je lui ai dit, un sourire béat sur les lèvres :
« Si je peux faire quelque chose pour toi… »

Il y a eu un grand silence, comme ceux qui suivent un morceau de Mozart, et puis tout le monde s'est mis à rigoler…

Sauf bien sûr…

* : 6. Grand-messe

33. Plein la bouche

Lisa était aide-soignante et elle n'avait pas la langue dans sa poche.

D'ailleurs il valait mieux ne pas lui demander où elle la mettait car il pouvait vous en cuire...

Lisa, disais-je, était aide-soignante.

Enfin sur le papier.

En fait elle avait fait ses 3 ans d'école d'infirmière comme on disait en cette fin de siècle.

Elle était tombée malade avant de pouvoir valider son diplôme et avait dû se mettre au boulot plutôt que de redoubler.

Le "surveillant" du service (comme on appelait le cadre en ces temps reculés), utilisait ses compétences *larga manu*.

Et il avait raison car elle en connaissait des astuces Lisa et elle n'était pas du genre à les garder pour elle.

Je vous le garanti : j'ai fait mon stock.

Bref, dans ce petit service des urgences où j'ai fait un de mes derniers semestres d'interne, il faisait bon travailler.

Le dimanche on ouvrait la porte de derrière et, quand la météo et l'activité le permettaient, on sortait la table dans l'herbe pour partager ce qu'on avait amené.

Le bonheur était dans le pré.

Après il y a poussé une maternité dans ce pré-là. Tout près... trop près. Mais ça... c'était après.

Ce soir-là, Guy, l'assistant, avait comme à son habitude, sauté sur les livreurs des plateaux repas dès leur arrivée.

Guy, il était toujours à fond : à taquiner, à tarauder, à tournicoter voire à gentiment torturer... On l'aimait bien car lui aussi connaissait plein de trucs. Et quand il était de garde c'était la sécurité assurée. Quelques années après nos chemins allaient se croiser... vous vous rappelez, l'avalanché du Cornafion*.

Je m'en rappelle comme si c'était hier.

Il lança à la cantonade la tête encore au fond du frigo : "Vous voulez du gâchis Parmentier *made in* hosto ou une bonne pizza de chez Toto ?"

La pizza avait remporté le vote à mains levées à l'unanimité plus deux voix (Guy et moi, avions les deux mains en l'air).

Alors comme toujours Guy avait téléphoné pour passer la commande à Toto dont le camion-pizzas attendait au bas de l'hôpital.

A 18H45, sur ordre de Guy, Lisa et Fred, l'autre aide-soignant étaient partis récupérer la commande après avoir fait la quête auprès de chacun d'entre nous !

Et l'attente commença.

Guy tournait en rond.

19H15 : toujours rien.

19H40 : le vocabulaire de Guy s'était enrichi d'un tel nombre de noms d'oiseaux qu'on aurait pu le croire thésé en ornithologie plutôt qu'en médecine.

N'y tenant plus, décomposé, il recomposait le numéro de Toto quand on vit arriver Lisa et Fred, bras dessous la pile de pizzas.

Toto avait zappé la commande et nos deux AS avaient dû attendre que le maître s'exécute.

Mais ça on l'a su après !

Guy tout à son hypoglycémie et son hyperadrénalinémie croissantes interpella sauvagement Lisa en lui lançant au travers du service :

"Alors merde, qu'est-ce que vous avez foutu ? Il t'a sautée ou quoi ?"

Il pouvait avoir le verbe poétique le garçon.

Mais c'était compter sans notre Lisa.

Vu sa pâleur subite, il avait dû oublier à qui il causait.

Vu sa rougeur subite, on se doutait qu'elle allait le *pearlharboriser* (si, si ça existe, comme verbe, la preuve, Maîtresse n'a pas corrigé) !

Alors on a tous fait un pas en arrière en attendant la suite pendant que Lisa inspirait tout l'air de la pièce.

Pour ma part je me souviens même avoir rentré la tête entre les épaules.

Et la répartie fusa !

Quand elle a tourné la tête vers lui son regard aurait ridiculisé Cyclope des X-Men si tant est qu'il ait osé l'affronter.

"Kessapeut'foutre ? C'qui m'fait mal au cul, ça n't'fait pas mal aux dents !"

Le Guy... il est passé par toutes les couleurs de l'arc-en-ciel.

Il en inventa même une ou deux au passage.

Il a ouvert la bouche.

L'a refermée.

L'a rouverte à nouveau.

S'est bouffé les joues par manque de souplesse (je pense qu'il visait une autre partie de sa propre anatomie)...

Puis il a fait demi-tour dans un silence total...

On a juste entendu la porte de sa chambre de garde claquer et on ne l'a pas revu de la garde!

Les pizzas comme d'habitude étaient succulentes.

Et il y a même eu du rab !

*Perle n°29 « *Rudie Can't Fail* »

34. Alouette, gentille Alouette...

22 avril 1996.

Je monte à l'Alpe d'Huez prendre le poste de médecin du secours en montagne.
Le vent, à décorner les bœufs, souffle du sud, en violentes rafales.
Dans les Alpes, avec le relief, ça crée des turbulences à vous décoller la pulpe du fond.
Même la belle Alouette III et son rotor souple se faisaient chahuter.
Voler n'était pas agréable dans ces conditions.
Mais le pire n'était pas là.

La veille, une autre Alouette III, toute de bleue vêtue s'est crashée.
Les deux gendarmes à son bord ont fait le sacrifice suprême.

Alors ce jour-là Pat (le pilote), Eric (le mécano) et moi on écoutait le vent hurler depuis la tour de contrôle de l'altiport et on attendait la nuit.
Mais à 16H, alors qu'on croyait y échapper, la mission est tombée.

Un gamin n'allait pas bien dans un cabinet médical aux Deux Alpes et il fallait le descendre à Grenoble.
Alors on décolla fissa, on récupéra le gamin que les pompiers avaient amené sur la DZ numéro deux et on redécolla.
On avait pris la mère à bord : le gamin aurait besoin d'elle, l'anesthésiste aurait besoin d'elle pour les autorisations d'opérer et elle avait besoin de savoir ce qu'avait son fils.

Alors que nous approchions de Chamrousse, le rabattant formé par le Taillefer nous rattrapa et nous projeta vers le bas. On a vu le ruisseau des Fraches se rapprocher. La mère terrorisée a poussé un tel hurlement que je l'entends encore.

Pat, plutôt que de lutter contre les éléments avait accompagné le mouvement et on redescendit plus bas dans la vallée pour contourner Belledonne et survoler Vizille.

A part la pâleur de la mère et quelques soubresauts, le reste du vol se passa sans encombre et on put amener le gamin aux urgences pédiatriques.
Mission accomplie certes, mais il nous fallait remonter à Huez...

Alors on prit le même chemin : direction Vizille avant de s'engager à bonne altitude dans la vallée de la Romanche. C'est à ce moment-là que Pat a dit :
« Je ne comprends pas la météo aujourd'hui ».
Alors Eric et moi, on s'est regardé mais on n'a rien dit.

Ce silence a bien duré 3 minutes avant que les éléments nous rattrapent.

Le rabattant du Taillefer nous attendait au coin de la montagne.
S'il avait mis la gomme à l'aller, ce n'était rien par rapport à ce qu'il avait préparé pour notre retour.

L'Alouette a littéralement été catapultée vers le bas et l'altimètre s'est mis à défiler à toute vitesse.
Et là Pat a dit autre chose.

Je l'ai répété 100 fois dans ma tête avant de comprendre car je voyais le sol se rapprocher à grande vitesse et, entre lui et nous, pile sur notre trajectoire, se dessinait de plus en plus clairement la ligne à très haute tension en provenance du barrage d'Allemont.

Pat avait dit : « Le vent ne pénètre pas dans la planète ».

La planète en question valida son théorème à un moment où je n'y croyais plus.
Nous vîmes la 400000 volts de très près, de très très près même.
De tellement près qu'on put même voir que la Grande Faucheuse, debout sur un pylône, avait perdu le troisième bouton de sa belle robe noire...

Elle avait eu l'Alouette bleue la veille, elle n'aurait pas la rouge aujourd'hui.

Après ça s'est calmé, dehors et dans nos poitrines.

Oh ! On a été chahutés mais à côté de ce qu'on avait subi, c'était de la rigolade...
On est remontés le long du relief jusqu'à Huez, on s'est posés et on a rentré notre belle machine dans le hangar.

Sans un mot.

Et sans un mot on s'est dirigés vers l'Altibar.

Non : on ne nous mettrait pas en bière ce jour-là.

Mais des bières, on en a bu une chacun avant d'en recommander et de se remettre à parler...

35. Miroir, ô beau miroir…

Le type a 68 ans et une douleur en étau dans la poitrine.

L'affaire dure depuis plus de deux plombes mais ce qui le gêne le plus c'est qu'il a mal aux dents.
Et ça, le Monsieur, il n'aime pas.

Alors, comme il est 23H, qu'on est samedi et que son dentiste est parti skier, il a appelé le 15.
Quand on arrive, 20 minutes plus tard, les pompiers sont déjà là et notre patient s'impatiente car il veut un docteur. Il n'y a pas le feu, que foutent donc tous ces pompiers chez lui ?
Les dents ça lui prend la tête vous comprenez !

Je fouille à droite : il est diabétique.
Je fouille à gauche : il est hypertendu.
Je fouille en bas : il a du cholestérol.
Mes questions le gonflent, c'est clair, le ton se durcit, la température monte : il fume.
Ben oui : un paquet depuis 40 piges. Minimum.
Au poker, on appelle ça un « carré d'as ». Avec, pour la carte du dessus : le **cœur**.
Je fouille en haut : rien.
Je fouille ailleurs : le patient ne répond plus. Il boude.
Vous l'avez compris l'infarctus est au cœur du problème.
Il faut qu'on avance car il risque de rester sur le **carreau**.

On sort le matériel, on lui refait la moquette préthoracique à la tondeuse électrique façon SAMU et on sort les électrodes pendant que l'infirmière le **pique**.
L'équipe le sait, l'électrocardiogramme (ECG) c'est mon truc. On me file le paquet d'électrodes avec un message subliminal : « Démerden Sie Sich ».
Je place donc les électrodes car personne n'ose s'en mêler.

L'ambulancier appuie sur le bouton, l'engin crache le papier et tout le monde me regarde attendant le verdict.
L'habitude de la rigueur l'emportant, je vérifie l'interprétabilité de l'ECG avant de m'autoriser à l'interpréter.
Je regarde le tracé.
Je regarde le patient.
Je re-regarde le tracé.
Je re-regarde le patient.
Je regarde l'infirmière.
Elle me regarde.
Je regarde autour de moi.
Tout le monde me regarde et attend.
Il y a une inversion d'électrodes sur le tracé : l'onde P le dit clairement.
Je regarde les dérivations précordiales : là aussi ça coince.
La zone de transition n'est pas à sa place, l'aspect des QRS inhabituel.
Cela dit il y a un beau sus-décalage du ST en inférieur et le QRS est déjà fragmenté.

En clair et sans décodeur : il fait bien un infarctus et si on ne fait rien rapidement il va bouffer les **trèfles** (ben oui, il fallait bien que je le place ce carré d'as) par la racine.
Le patient me regarde, visage fermé.
A lui tout seul il me regarde plus que le reste de la troupe.
Le doute m'habite tout de même...
Je ne bouge plus même si mon cerveau s'agite en mode Nagasaki.
Le silence est aussi pesant que tous ces regards convergeant sur moi.
Et là....

Je ramène ma main vers la poche droite de ma saharienne, je dégaine mon stéthoscope, m'enfile les embouts dans les oreilles et plaque le pavillon sous le mamelon gauche de notre loustic.

Rien ! J'insiste, écoute plus fortement. Toujours rien !

Je lui jette un œil. Le sien est goguenard.

Je déplace le pavillon sous le mamelon droit, et là... Magie ! Toum Ta ! Toum Ta !

Je range le stéthoscope en mode cow-boy (vous savez, autour du cou).
Et là je le fixe le sourcil circonflexe en mode : « mec, tu ne m'as pas tout dit » et je lui balance finement :
« Monsieur, vous ne m'avez pas tout dit ! ».
Il confirme par un silence méprisant.

Les yeux dans les yeux : j'insiste, un demi-ton (non, non pas un deux-tons : un demi-ton) plus haut :
« Monsieur, on ne vous a jamais dit que vous aviez une malformation cardiaque ? »
Du coin de l'œil je vois les têtes de mes équipiers et des pompiers, en chœur, se tourner vers moi puis vers le patient (imaginez : version Rolland Garros). C'est lui le centre de l'attention maintenant.
« Siiii » daigne-t-il répondre...
« Et... ? » m'échauffais-je... (la vache, c'est dur à dire ça, « m'échauffais-je » !)
Son visage se referme, la balle est dans mon camp.

Les regards changent de cible.

Même si ça vie en dépendait (zut, c'est le cas) : il ne parlera plus.
« Votre cœur, Monsieur, il est à droite, c'est bien ça... ? »
« C'est ça. »
« Et votre foie ? Il est à gauche, non ? »
« C'est ça ! »

Jeu, set et match : un *situs inversus*.
Le deuxième de ma carrière !

« Et pourquoi vous ne me l'avez pas dit tout à l'heure quand je vous ai demandé si vous aviez des problèmes de santé ».
Et lui du tac au tac :

« Primo parce que ce n'a jamais été un problème depuis 68 piges et secundo je voulais savoir si vous étiez bon. »

Le con !

Il joue au chat et à la souris pendant que son cœur est en train de se carboniser à petit feu.

Rapidement j'inverse les électrodes et je refais un tracé.

Mon infirmière me regarde avec les yeux du loup de Tex Avery quand il croise une pin up...
Elle se réfugie dans le regard car elle n'en croit pas ses oreilles.

Obligé de taper dans les mains pour ramener toute l'équipe à la réalité d'ailleurs.
« Allez, allez, on s'active les enfants. Monsieur est joueur mais il fait un infarctus.»

C'est là que le patient a blêmi !
« Quoi ? Je fais un inf***ra***ctus !? »

Et là, sous le regard approbateur de nos amis pompiers, je lui rétorque :
« Et oui Monsieur et si vous continuez à nous cacher des trucs votre cœur va se carboniser et vous comprendrez peut-être alors pourquoi... il y a des pompiers chez vous ! »

Tracé avec les électrodes en positions habituelles.

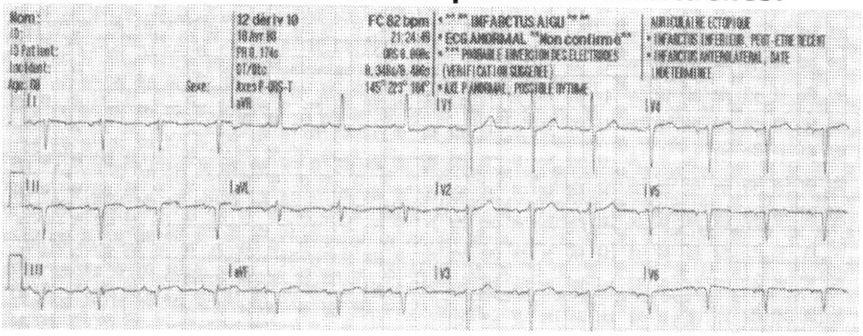

Tracés avec les électrodes en positions inversées.

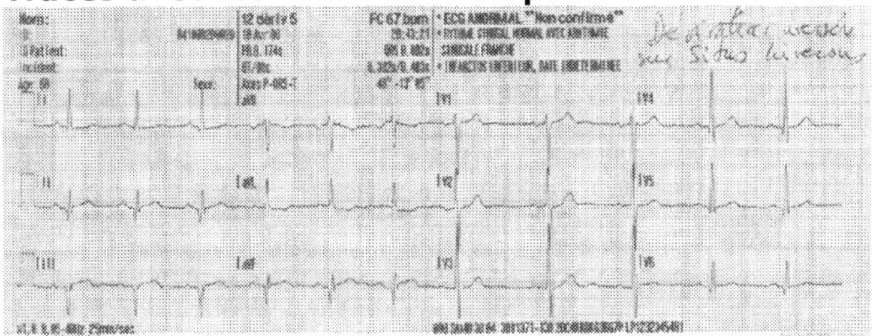

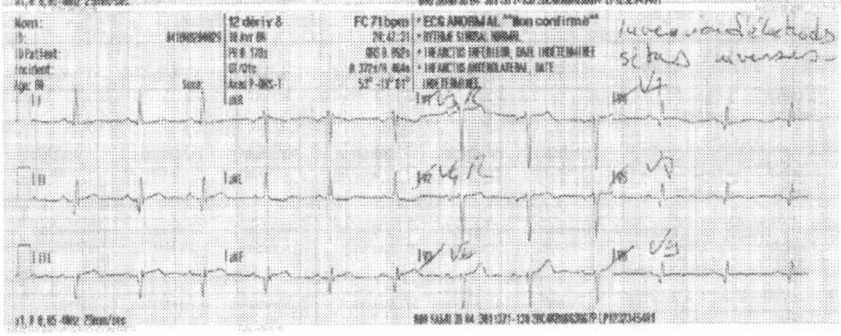

36. Le grand somme

Tous les médecins du secours en montagne de la planète rêvent de ramener un avalanché, hypotherme, en état de mort apparente, et de le voir quitter l'hôpital sain et sauf quelques jours après.
Pour eux c'est : « L'Intervention ».
Cela m'est arrivé.
Deux fois**.
L'histoire qui va suivre concerne l'un d'eux.

La vue était belle depuis l'EC145 en venant du Vercors dont nous revenions à vide.
Le réservoir de kérosène était vide lui aussi et nos estomacs l'imitaient à qui mieux mieux.

Nous nous approchions de l'aérodrome du Versoud et de l'heure du déjeuner quand l'alerte est tombée à la radio. Un randonneur de 41 ans n'était pas rentré et son père s'inquiétait.

Le fiston avait l'habitude de partir le soir sur le Grand Som, il bivouaquait au sommet toute la nuit et redescendait à skis à l'heure où blanchit la montagne. En général il était rentré vers 9H...
A priori, l'intervention ne me concernait pas, il s'agissait d'une « recherche » et les gendarmes ne semblaient pas trop inquiets.
Il fut donc décidé de me déposer au Versoud (il fallait faire le plein de kérosène de toute façon), ce qui me permettrait de remettre le matériel médical en état.
Ainsi fut dit, ainsi fut fait.

Ne les voyant pas revenir je décidai de prendre un peu d'avance sur le déjeuner et me dirigeai vers le restaurant.
Je songeais même, s'ils traînaient, à enchaîner sur un petit somme vu l'enchaînement de gardes torrides que je venais de me coltiner.
C'est alors que l'équipage du Dragon me contacta à la radio.

Ils venaient me récupérer car on venait de signaler une avalanche toute fraîche, avec des traces de sang en surface dans le secteur... du Grand Som.

Moins de 10 minutes après, l'hélico était en approche de l'avalanche et me déposait au fond du vallon.
Les gendarmes pelletaient signe qu'ils avaient trouvé quelque chose.

Dès que l'hélico eut redécollé, je pus me précipiter, sac de secours et oxygène à la main vers les guides du PGHM qui me confirmèrent qu'il y avait quelqu'un dessous, détecté à l'ARVA.
Je les laissai creuser et préparai mon matériel : scope, thermomètre, perfusion...
Le hasard voulut qu'ils dégagent la tête en premier...

Inconscient, il respirait encore, mais de moins en moins fréquemment.
Pendant que je lui posais un collier cervical et un masque à haute concentration sous 9l/mn d'oxygène, les gendarmes continuaient à le dégager.
Le bras droit présentait une fracture ouverte, le gauche me permit de le perfuser.
Je préparais de quoi intuber le patient quand il décida d'arrêter de respirer.
Comme il avait inhalé 100% d'oxygène pendant plusieurs minutes, j'avais un peu de temps devant moi.
Je le dis au gendarme : « Continuez, je suis presque prêt ».
Si son cœur battait à 35 par minute qu'en était-il de sa température... ?
Les guides avaient découpé le pantalon et je pus placer la sonde rectale : 22°.
C'est alors qu'il partit pour le grand somme : le cœur s'arrêta.

Comme tout était prêt : j'enchaînais par une intubation en séquence rapide et dans la foulée on manœuvra avec l'aide des deux randonneurs donneurs d'alerte pour placer notre patient dans la perche d'évacuation.

Le reste du bilan lésionnel ne montrait rien à l'examen clinique en dehors de la fracture ouverte du bras qu'on avait proprement emballé.

Tout cela se passa tellement vite qu'on n'eut pas le temps de pratiquer le moindre massage cardiaque : de toute façon avec la température à 22° le métabolisme était au plus bas et comme il avait eu le temps d'inhaler de l'oxygène pur...

Sans un mot chacun fit son boulot : les guides sanglèrent le patient dans la perche, je mis en œuvre le respirateur.
Comme nous avions anticipé l'hélico était déjà en vol prêt à nous récupérer.
Sans perdre de temps on regroupa le matériel et ce n'est qu'une fois la machine en l'air que je commençais à masser.

Là où nous étions, il était impossible de communiquer avec le SAMU.
Aussi le pilote prit vite de l'altitude et je pus décrire la situation à la radio.
Là aussi les choses allèrent très vite : redescente sur Grenoble quasiment en autorotation, pose au CHU, transfert au déchocage...
Les anesthésistes (médecins et infirmiers), les cardiologues, les chirurgiens cardiaques et les pompistes nous attendaient.
La planche à masser prit le relais puis l'assistance circulatoire... la suite vous l'imaginez...

C'est son père qui a pris contact avec moi plusieurs semaines plus tard.
Le fils s'était remis de sa fracture, ne se souvenait de rien, avait repris ses activités sportives et ne pensait qu'à renouveler son matériel de ski de randonnée.
Le père était très secoué car il avait cru son fils mort et n'avait pas envie de le voir repartir en montagne.

Pour le fils, rien ne s'était passé.

Somme toute, la vie avait repris son cours, juste après un petit somme...

* : Perle n°29 « Rudie Can't Fail » et **https://www.researchgate.net/publication/266949143_Full_Neurologic_Recovery_after_Prolonged_Avalanche_Burial_and_Cardiac_Arrest**

37. Piège en treuillage

J'ai vu la grande Faucheuse de près sept fois pendant mes années SAMU.
D'ailleurs elle a une tumeur sur le crâne.

A chaque fois en hélico : parfois à bord, d'autres fois en treuillage.

Ce jour-là, nous avions été hélitreuillés dans une forêt en moyenne montagne.
La descente de l'équipe et la prise en charge du patient s'étaient passées sans problème.

Le patient était tombé d'une barre rocheuse en amont des arbres et avait rebondi entre ceux-ci pour finir en vrac cent mètres plus bas.
C'était un polytraumatisé, agité, avec une tension artérielle dans les chaussettes et une défense abdominale (fracture splénique).
Je vous parle d'un temps que les jeunes urgentistes ne peuvent pas connaître car nous étions encore sur Alouette III, le treuil électrique ne faisait que quarante mètres.

Quand le patient était instable hémodynamiquement on demandait un treuillage horizontal (sinon, on pouvait le rentrer dans la machine et signer dans la foulée le certificat de décès).
Dans ce cas, on laissait le patient en dehors de l'hélico et on allait se poser plus loin pour le rentrer dans la machine.

Impossible de treuiller quelqu'un d'autre dans ces conditions : le toubib devait être remonté en premier pour ramener le patient à l'hôpital. Le reste de l'équipe serait récupéré plus tard...

Je retournai au point de largage et accrochai ma vie à un fil.

Je vous rappelle qu'on était au milieu des bois et le mécano, de là-haut, ne voyait pas ce qui se passait sous la canopée...

Heureusement, ce jour-là, j'avais ma radio en bandoulière, bien sanglée sur ma poitrine, allumée et sur le bon canal.
Après 4 ou 5 mètres de treuillage, la branche, pourtant grosse, contre laquelle frottait le câble se rompit.

Le câble alla se caler contre une autre branche du même arbre et glissa jusqu'à se coincer sous une fourche horizontale. Dans le « v » du « Y » si vous préférez. Je me retrouvai dessous, avec le câble qui m'attirait dans ce piège et vu le diamètre des branches (plus de 10 cm) j'allais être broyé dessous.

La radio m'a sauvé car j'ai pu demander un arrêt du treuillage : ni le mécano au-dessus, ni le guide en dessous n'avaient rien vu à cause du feuillage.
Le mécano n'a pas cherché plus loin, au ton de ma voix il a percuté immédiatement et m'a redescendu.

Je m'en suis tiré avec des dermabrasions, quelques hématomes, une plaie de cornée et une immense frayeur.
A partir de là on a toujours été treuillés avec casque, lunettes de protection et radio fonctionnelle à portée de main.

Alors retenez cette leçon qui a failli me coûter la vie et ne les oubliez jamais !

38. La cabane bambou

Dans ce virage de la départementale 1532 il y avait un restaurant.
Le coin était réputé.
Tant par le restaurant que par les accidents.

Depuis que l'autoroute entre Grenoble et Valence était fonctionnelle leur nombre avait diminué mais il y en avait toujours et tout aussi graves.
Cet endroit était l'aboutissement de deux très longues lignes droites pour contourner le massif du Vercors par le nord.
Il y avait ceux qui se hâtaient de quitter Grenoble et ceux qui s'empressaient d'y arriver et tout ce beau monde, au lieu d'aller tranquillement festoyer au restaurant, se fracassait mortellement.
Aujourd'hui encore les véhicules s'y percutent…

Ce jour-là Thierry pilotait notre ambulance.
Nous nous dirigions vers la commune de La Rivière pour un patient présentant vraisemblablement un infarctus du myocarde.
Il faisait froid, il faisait nuit, il y avait un brouillard à couper au couteau car la route passe au plus près de l'Isère. Regardez sur une carte, vous repèrerez facilement l'endroit.
Toutes les voitures devant nous se mirent à freiner les unes après les autres.

Thierry, aussi silencieux que compétent, déboîta sur la gauche ne voyant personne venir en face.

- Pas bon ça, m'entendis-je dire, ça sent le carton à la cabane bambou !

Mais nous y étions déjà et nos yeux me donnaient raison, Thierry ne répondit pas et préféra stopper l'ambulance en travers pour protéger la zone.

Nous arrivions juste après les faits : deux accidentés sortaient une troisième personne de leur véhicule dévasté, fumant, en mode Michel Jackson dans « Thriller ».

Et non, il n'y avait pas la bande son.
Etonnamment, il y avait un silence impressionnant.
On entendait juste une espèce de petit crissement périodique.
Probablement les moteurs qui refroidissaient ou alors Azraël, caché non loin, affutant tranquillement sa faux...

Comme les trois rescapés étaient capables de marcher, je les examinais très vite et demandais à Thierry de les mettre dans l'ambulance, d'appeler le SAMU pour demander un appui pompier et d'envoyer une autre équipe sur l'infarctus.
Je coupai le contact de la première voiture, maintenant vide et me dirigeai aussitôt vers la seconde.

Elle aussi fumait et était dans un sale état, complètement défoncée à une dizaine de mètres de là.
Si elle reposait sur ses roues, visiblement, elle avait fait quelques tonneaux : toit aplati, capot disparu, ailes et portières gondolées, vitres explosées, plus de roue arrière droite ni de pare-brise...
Mais rien ne bougeait et avec la brume je ne vis ce qu'il se passait que lorsque je me penchai.

La conductrice, seule à bord, était incarcérée, la tête appuyée sur le tableau de bord à droite du volant, sur les bouches d'aération.
Le siège était très (trop) près du volant et de guingois.
Je lui parlais tout en lui palpant le dos complètement libre.
Elle faisait des efforts pour respirer, elle avait la bouche pile au bon endroit, mais la cage thoracique ne se gonflait pas.
Les cervicales semblaient intactes mais ce n'est qu'à l'hôpital qu'on pourrait l'affirmer.

En tout cas, il y avait urgence à lui libérer les voies aériennes.

A deux mains, tout doucement, je lui basculai la tête en arrière et je compris mon efficacité quand une grande inspiration vint saluer mes efforts et remplir largement les poumons.
Je la calai comme je pus dans ce capharnaüm, le nez au zénith et l'écoutai respirer presque normalement au stéthoscope. Bien !

Je coupai enfin le contact quand Thierry revint vers moi la caisse de matériel en main droite, la bouteille d'oxygène en main gauche.
Ou l'inverse, on s'en fout.

- La zone est protégée, le SAMU envoie une autre équipe sur l'infarct', les pompiers arrivent, les trois blessés sont choqués mais n'ont rien et le régulateur veut savoir si tu veux du renfort.

Quand je vous disais qu'il était compétent le Thierry : du travail d'orfèvre.

Je lui pris la caisse des mains et lui dis :

- Merci Thierry, file leur dire qu'à nous deux on va y arriver mais que j'ai besoin d'une désincarcération dare-dare... Notre patiente est Glasgow 3 et je ne peux pas l'intuber avec le toit. Le bilan suivra...

Je branchai rapidement l'oxygène à un masque à haute concentration et me penchai à nouveau au travers de la vitre cassée.
Le nez de ma patiente (qui respirait normalement) n'était qu'à un centimètre du toit dévasté.
Impossible dans ces conditions de placer le masque.
Je dus lui rebasculer la tête en avant afin de pouvoir le fixer et revenir à la position précédente : nez au zénith.
C'est comme si tout avait été calculé d'avance : le masque se trouva coincé entre la patiente et le toit et elle respirait désormais de l'oxygène pur.

Madame La Chance avait dû botter les fesses à la Grande Faucheuse car on n'entendait plus le crissement agaçant...

Hélas, tant que la voiture n'aurait pas été transformée en décapotable, il était impossible d'intuber la jeune femme ni de lui placer un collier cervical.
Aussi, en attendant les pompiers, on monitora la patiente, je posais une puis deux voies veineuses avec l'aide précieuse de Thierry et passai mon bilan.
La routine quoi !

Les pompiers arrivèrent et Dame Magie opéra (La Chance était venue avec sa copine).

La collaboration de tout le monde se passa dans le calme, (j'allais dire « et la bonne humeur » mais vu le contexte c'eut été déplacé...).
Le toit fut enlevé, on put sédater, intuber, finir la désincarcération et ramener la patiente au CHU.

Un magnifique travail d'équipe comme cela se passe très souvent sur le terrain et qui nous permit de sauver cette jeune femme que je ne revis, encore une, jamais.

39. Chance

Incarcérés jusqu'au cou.
Non mais vraiment !
La passagère a les membres supérieurs au-dessus des tôles, le conducteur, son voisin et mari, ne peut pas les bouger car il avait les mains sur le volant au moment du choc.
Leur fille était en place arrière droite et à part une crise de panique et deux ou trois égratignures, elle n'a rien.
Leur fils lui est couché sur la banquette arrière et se tortille façon « ver de terre ».
Son visage n'est qu'un masque de douleur.
Quand on arrive, les pompiers veulent le faire sortir car ils ont besoin de la place pour démarrer la désincarcération.
Je m'interpose : un gamin algique comme ça, on ne le vire pas, on le gère.

Je jette un coup d'œil aux parents, les pouls carotidiens, la couleur des téguments, leur façon de respirer... me rassurent.
Le couple va devoir attendre qu'on les sorte de là (la désincarcération va être compliquée) et que je me sois occupé du fiston.

Et puis je sais que je n'ai pas de renfort potentiel, mon équipe était la dernière.

Dans la voiture en face, le conducteur n'a plus besoin de rien, sauf pour une dernière formalité administrative, pour certifier que son état est définitif...
Il faut dire qu'il avait pris l'autopont à contresens.
Bon si la Faucheuse a déjà pris son dû on va faire en sorte qu'elle ne revienne pas rôder autour du môme.

Je demande à mon infirmier d'équiper les parents : il perfusera la mère et me préparera tout pour perfuser le père : seules ses jugulaires externes sont accessibles. L'ambulancier lui file un coup de main en enchaînant les aller-retour à fond entre la voiture et l'ambulance.

Je retourne au gamin qui est plus ou moins immobilisé par deux pompiers.
Pas de fracture de membre évidente, les constantes sont correctes mais il a mal au ventre et ça le transperce. Un ventre qui se défend ce n'est pas bon signe. En plus il est marqué d'une belle ligne rouge horizontale. Sa tension ? Etonnamment parfaite.
Un truc bizarre : il a une grosse dermabrasion frontale droite.
Je jette un œil sur la banquette arrière : ceintures de sécurité à droite et à gauche mais au milieu : une simple ventrale.
Et là je percute.
Enfin, si j'ose dire.

Chance ?

Je demande aux parents :
- Votre fils, il était assis où ? Sur la place centrale ? Il était attaché ?
- Oh oui, c'est sa place. De là il voit toute la route comme nous. Et oui, bien sûr qu'il avait sa ceinture !
A sa façon de l'affirmer elle doit me croire de la prévôté.

Chance !

> *Là il y en quelques-uns qui se disent « Chance !? ».*
> *A ceux-là je réponds : « Oui, oui : Chance. Vous verrez plus loin ! »*

J'en profite pour leur dresser un état de santé de leurs enfants : rassurant pour leur fille, réservé pour leur fils. Je n'en dis pas trop quand même : on verra au CHU.

Je me retourne vers le gamin et je dis aux pompiers en catimini (les parents sont à 50 centimètres de moi) :

- Je vais le perfuser, vous me préparez tout le matériel pour l'extraire en mode « Fracture de colonne ».

Ils me regardent comme si je leur avais annoncé qu'on allait marcher sur la Lune.
Mais ils s'exécutent.

A mon ambulancier qui passait par là je demande d'appeler la régulation pour m'envoyer l'hélico et demander un triple déchocage. .. et de signaler que je rappellerai pour un bilan complet dans quelques minutes.

Le temps de le faire et voici notre jeune patient équipé (collier cervical, perfusion, monitoring, oxygène), calmé et bien conditionné par un matelas à dépression, il respire tranquillement.
Je rappelle la régulation et expose mon plan : le gamin partira avec l'infirmier en hélico pour le déchocage (on est à 4 minutes de vol du CHU). Je demande à ce que l'un des anesthésistes du déchocage vienne le cueillir à l'arrivée : il a une « fracture de Chance ».

- C'est quoi ça ? me demande mon confrère régulateur.
- Pas le temps de t'expliquer : demande à Doc Google. Pendant ce temps je fais le compte-rendu. OK ? Comme ça le médecin qui le récupèrera aura de la lecture et l'infirmier revient ici avec l'hélico. Pendant l'aller-retour je m'occupe des parents avec l'ambulancier. Mais vu l'état des véhicules et le mort en face ce sera déchocage de principe pour tous les deux. OK ?

Et sans attendre sa réponse je m'attelle à rédiger le compte-rendu.

Le gamin était à l'arrière, ceinturé uniquement par une sangle abdominale. Au moment du choc il part vers l'avant. Sa tête passe entre les fauteuils des parents et lui arrache la peau du front. La ceinture se tend, le marque à vif et le bassin continue à glisser dessous. La surpression est telle qu'elle lui éclate le duodénum. La violence du choc lui renvoie la tête et le tronc vers l'arrière et sous la pression la 2ème vertèbre lombaire explose, heureusement pour lui laissant la moelle épinière en dehors du processus. Tout ça en une fraction de seconde.

Chance !

Chance car il ne finit pas paraplégique après ce choc et son agitation épileptoïde sur la banquette arrière.
Et il a de quoi s'agiter : entre le duodénum explosé et la vertèbre éclatée, il a mal.

Et Chance parce que c'est le nom du chirurgien américain qui l'a décrite le premier.
On connaît aussi la « fracture de Chance » sous le nom de « *seat-belt* » fracture.

On a finalement sorti le père en dernier avec une fracture ouverte du fémur et le bassin cassé après que l'infirmier eut fait un deuxième aller-retour en hélico pour amener la mère (qui allait bien).
Quand je suis arrivé au déchocage l'anesthésiste qui m'attendait m'a dit « Merci ».
Comme je la regardais bizarrement elle a rajouté.
« La fracture de Chance... pas de bol mais... je ne connaissais pas. »
Entre elle et mon copain régulateur qui ne connaissaient pas, ça m'a donné une idée et j'ai publié :

https://www.researchgate.net/publication/222048364_Traumatismes_abdominorachidiens_et_ceinture_de_securite?fbclid=IwAR0TBxTkXORdPzI5uXAn9e9z2E81aajqaVDZ2QMHuaMlQUXimV3BNlGWmaE

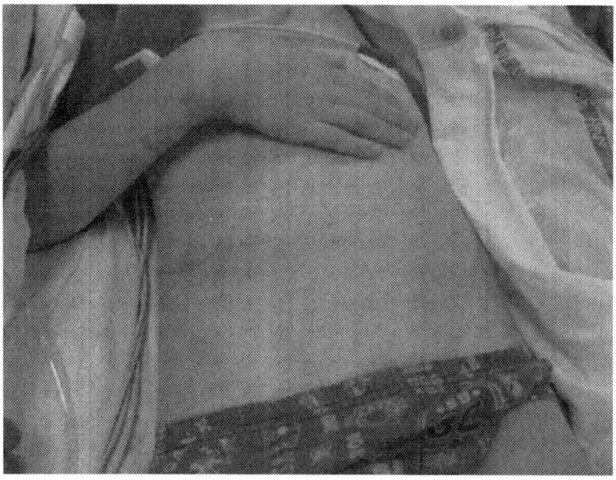

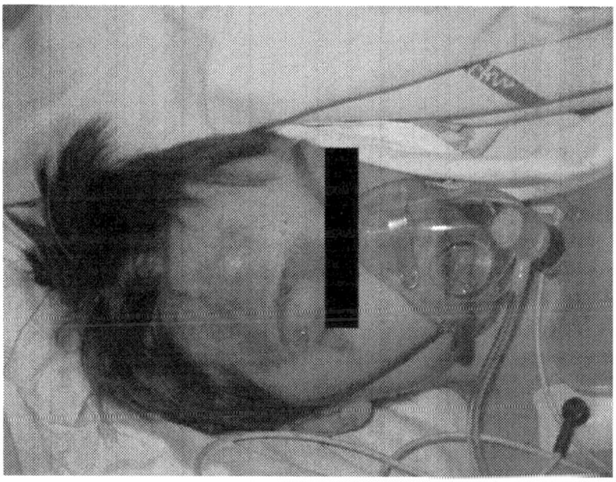

40. Têtes à têtes

Ce jour-là nous avions pu déjeuner en paix.
Et comme il n'y avait toujours pas de secours pour le moment, je décidais d'aller faire la sieste réglementaire avec l'équipage de Dragon 38-2.

Arrivés à la DZ, tout au fond du parking de la Bérarde, nous récupérons les transats et nous installons tranquillement au bord du vénérable Vénéon.
Paulo le pilote et moi nous installons côte à côte contre l'algéco.
Didier, le mécano se place à 5 mètres de nous... Des fois que la marmotte de la DZ daigne pointer son museau...

Au bout de cinq minutes Didier nous interpelle :

- Vous n'entendez pas crier ?

On écoute, on tend l'oreille : rien.
On reprend la position du guetteur d'étoiles et...

Au bout de cinq minutes Didier nous interpelle :

- Vous n'entendez pas crier ?

On écoute, on tend l'oreille : rien.
On reprend la position du guetteur d'étoiles et...

Au bout de cinq minutes Didier nous interpelle :

- Vous n'entendez pas crier ?

Pour le coup je me lève et m'approche de lui et là j'ois (du verbe ouïr, s'entend) !
Pour le coup Paulo se joint à nous et effectivement, quelqu'un crie dans la vallée.
Didier appelle par radio les CRS de Montagne au poste de secours à 500 mètres de là.

Au bout de... quelques minutes passées à scruter les sommets environnants ils ont repéré un type, dans la Tête de la Maye qui fait de grands signes.
Branle-bas de combat.

J'enfile mon baudrier, Didier enfile le sien, Paulo s'installe dans la machine : c'est parti.
David, un CRS, nous rejoint dare-dare.

On décolle à quatre : on sera plus légers, il fait très chaud cet été-là et l'hélico pourra faire un ou deux aller-retour vite fait pour ramener du monde.
Arrivés sur zone en moins de temps qu'il n'en faut pour l'écrire on découvre notre donneur d'alerte au taquet. La femme qui grimpait en tête a bombé, elle pend au bout de la corde et ne bouge pas d'un poil.

David est treuillé en premier car il doit équiper un relais en amont et assurer ma réception et ma sécurité quand je serai engagé.
J'attends mon tour assis au bord de l'hélico, face au Massif des Ecrins...
David a enfin préparé la suite et je suis pris en compte pour le treuillage.

Il y a 1000 mètres de vide sous moi et les massifs environnants tournent autour de moi.
L'adrénalinémie est à son maximum : le summum (en secours montagne, me direz-vous, c'est normal !).

La planète se rapproche, je vois le relais installé par David, les rappels qu'il a tirés mais de David : *que nenni* !
Diable où est-il ? Il est tombé ? En tout cas il n'est pas là pour me réceptionner !
Pas conventionnel ça !
Heureusement, j'ai quelques treuillages au compteur, et je me débrouille tout seul.

De ma radio je l'appelle en mono : rien pas de réponse.
C'est Paulo qui me répond depuis l'hélico : il l'a repéré.
Il est déjà descendu au contact de la patiente sans moi.
Il ne me reste plus qu'une chose à faire et je la fais : je descends en rappel sur la corde libre.

Arrivé sur zone la situation est compliquée aussi je ne dis rien à David.

La patiente pend le ventre en l'air et les quatre membres pointent vers le sol.
Cette position, à elle seule, les spéléos le savent, est potentiellement mortelle!
David a installé des coinceurs et la patiente est sécurisée.
Je suis du mauvais côté pour l'examiner alors on décide de la redresser.

N'ayant aucune idée de l'état lésionnel nous y allons doucement et la remettons tête en haut après avoir posé un collier cervical : impossible de travailler autrement.

L'état neurologique est gravissime (score de Glasgow à 3), l'hémodynamique est correcte. A priori rien d'autre de bien grave : le casque est explosé et n'a pas suffi à la protéger. En palpant le crâne je sens une belle embarrure.
Elle a dû chuter de très haut.

Et me voilà parti pour l'équiper.
Pendu moi-même à ma corde ce n'est pas simple.
Le sac est ouvert et rien ne doit s'échapper car ça finirait au fond de la vallée.
Je pose une voie veineuse sur la radiale, un mini-scope et un masque à haute concentration.
Je nage dans ma sueur : les efforts, la position et le soleil sont au rendez-vous.
Un autre CRS nous rejoint mais le vent s'est levé et ça va être compliqué de treuiller maintenant.

Il est décidé d'engager deux autres CRS. Ils amèneront la perche Piguilhem.
Le temps passe, le vent gêne l'hélico et ma patiente est toujours inconsciente : il me faut l'intuber car si elle vomit ou s'aggrave...

Dans ces cas-là il ne faut pas tourner autour du pot mais je suis trop bas par rapport à la tête de la patiente. Pour l'intuber je vais devoir être au-dessus !

J'explique la situation aux deux CRS avec moi qui m'aident à remonter avec une poignée Jumar.
C'est la galère !

Mais on finit par y arriver. Un CRS sécurise mon sac mais le vent peut tout embarquer. C'est délicat.

Je prépare les drogues pour l'endormir, l'insufflateur et de quoi l'intuber.
C'est long mais j'ai bien fait.
Les deux autres CRS et la perche ne sont toujours pas là.
Le matériel est enfin prêt mais moi je dois me positionner tête en bas pour me retrouver au-dessus de celle de la patiente.
Je ne suis pas à la verticale mais à 45-50° par rapport à son axe, les pieds plus ou moins coincés dans le relief...
Il ne fallait pas que je rende mon déjeuner.
Un drôle de tête à tête pour cette femme dont la tête a d'abord percuté la Tête de la Maye.
Plus compliqué encore : j'aurai le soleil en face et ne verrai rien en exposant la glotte.
David devra placer une couverture de survie autour de la tête de la patiente et la mienne pour que je puisse voir où mettre la sonde d'intubation.
Avec le vent pour le contrer.

Et là miracle, tout se passe facilement.

Je ne fais rien tomber, je l'endors rapidement, je me retrouve dans une semi-obscurité satisfaisante, je l'expose sans problème, je ne perds pas mon laryngoscope ni ma sonde, ni le collier cervical que j'ai dû dégrafer.
Je vois très bien les cordes vocales et je l'intube comme si j'étais au bloc.
Il est vrai que je n'aurais pas pu tenir longtemps : j'avais serré mon baudrier à l'extrême car j'avais trop peur qu'il me perde en étant pendu à l'envers !
Je fixe et vérifie la sonde d'intubation : les deux poumons reçoivent leur content d'air, c'est parfait.

David prend l'insufflateur pendant que je me reverticalise normalement.
Et là tout se passe plus vite.

Les deux autres CRS arrivent : ils ont dû équiper d'autres relais et ils amènent enfin la perche.
Même si le vent s'en mêle toujours on arrive à installer notre patiente tout en la ventilant convenablement.
Nous finissons par être prêts pour l'évacuation et Paulo doit m'extraire le premier.
On treuillera la patiente à l'horizontale et la ramènera à la DZ de la Bérarde pour finir de l'équiper avec un respirateur...

Paulo ne pourra jamais venir nous récupérer. Le vent l'en empêche.
Que faire ?

50 mètres plus bas il y a une belle vire.
Un CRS descend explorer la zone : ce sera notre première cible.

Alors on descend et après de longs efforts on y arrive tous.
Comme on est plus bas on est sortis du rabattant qui gênait l'hélico.
On retente le coup et miracle, Paulo et Didier me récupèrent et me posent à la DZ.
Il y a un monde fou : les curieux ont entendu les cris, vu les treuillages : ils veulent savoir mais je n'ai pas le temps.

- C'est grave, dégagez, l'héllco va revenir.

Je prépare mon respirateur et passe un bilan par téléphone au SAMU.
Il s'est passé deux heures trente depuis les cris. Pourtant c'était il y a 5 minutes !?
Paulo réitère l'exploit et récupère perche et patiente.
Les CRS devront se débrouiller car le vent a encore forci.
Pas de prise de Tête pour eux : la Maye ils l'ont faite à l'endroit, la Maye ils l'ont faite à l'envers.

L'Alouette se repose et Paulo coupe la turbine.
Je finis d'équiper la patiente pendant qu'ils vident un fut de kérosène pour redécoller.

Elle est arrivée sans problème au CHU.
Elle a passé quelques heures au déchocage et plusieurs semaines en réa.
Et puis elle s'est enfoncée dans un coma chronique.
Elle n'en sortit jamais.

41. Trésor

Le secours s'était bien passé, l'Alouette débordait de kérosène, le temps débordait de ciel bleu et c'était l'heure de déjeuner !
Nous avions coupé par le Taillefer en rentrant du CHU et nous engagions dans la vallée du Vénéon quand Paulo, aux commandes, a poussé un juron !

- Merde ! On a oublié les gars de l'EDF !
- ?!

Et Paulo de s'expliquer : il y avait un problème sur un relais radio et l'hélico devait les déposer pour réparer. Et de nous dire à Marco et à moi :

- On va vous déposer dans le coin, on récupère les mecs, on les amène faire la réparation, on les redépose à Bourg d'Oisans et on vient vous récupérer.

S'il nous dépose dans le coin nos espoirs de déjeuner à l'heure vont s'envoler avec l'Alouette... mais c'est sans compter sur Marco, le guide qui m'accompagne.

- OK Paulo, mais tu vas nous déposer sur une vire. Fais demi-tour, je vais te montrer.

Et aussitôt il enlève son casque et se tourne vers moi qui tends une oreille :

- Vi.. .on sac de ..cours et ..end le ... ... mais .ide, entends-je avec le bruit de la turbine.
- Quoi ? hurle-je en retour.
  Vide ton sac de secours et prends le avec toi mais vide, répète-t-il sur le même ton.

Si j'entends, je ne pige pas.
Il pige que je ne capte pas.
Alors il ouvre mon sac, commence à le vider et me fait de grands signes pour que je continue.

Dès qu'il est sûr que je fais ce qu'il demande il se penche vers Paulo et lui indique où il veut qu'on se pose. Il le fait tout en vidant lui-même son propre sac de secours...

Il garde quand même une corde et quelques mousquetons. Sécurité, sécurité.
Dans ces cas-là il vaut mieux s'exécuter et ne pas poser de question.
Marco a une idée et avec encore un peu de patience je comprendrai bientôt.

Encore quelques instants de vol et on se rapproche de la paroi, la porte de l'hélico s'ouvre.
Paulo nous installe en appui-patin et le mécano me fait signe de sortir.
Je m'exécute, et reste accroupi au sol, luttant contre le tourbillon pour qu'il ne m'arrache pas mon sac désormais vide.
Je sens Marco sauter près de moi.
Ça sent bon !
L'hélico décolle.
Ça sent drôlement bon !
Je connais cette odeur...
Les turbulences se calment et l'hélico s'éloigne.

Je me relève et percute enfin !
Du génépi.
Ça sent le génépi !
Et je regarde la vire qui doit bien faire trente mètres de long et quatre ou cinq de large : du génépi comme dans un rêve.
Et du génépi il y en a autant qu'un curé peut en bénir.
Et Dieu sait s'ils ont du potentiel.

Je regarde Marco dont le sourire ferait pâlir d'envie Romy Schneider !
Moi, je dois avoir la tête de la poule qui a trouvé un couteau.

Et là il ouvre son sac, se baisse et commence à remplir.
Je ne sais pas combien de kilos de génépi on a ramassés mais quand on a terminé nos sacs étaient pleins à craquer et en regardant la vire de près, c'est comme si on n'avait rien pris tant il en restait.
Je n'avais jamais vu ça et n'ai jamais revu ça.

Alors on s'est allongés, la tête sur nos sacs bombés et on a somnolé jusqu'à ce que l'hélico vienne nous récupérer.
Ça valait tous les déjeuners du monde.

Arrivés à la Bérarde on a tout vidé sur la longue table du poste de secours, celle du bas, vous savez : côté cour.
Les gens de l'UCPA, le bâtiment d'à côté, se sont demandés ce qu'on faisait.
La Bérarde embaumait le génépi.

Alors on s'est tous servis en prenant ce qu'on voulait.
Et puis comme il en restait on a eu une idée.
On en a mis à infuser et on a fait des glaçons.
On en a eu tout l'été.
Pour l'apéro, le soir, c'était le pied !

42. Çaïd

Il est vingt-trois heures trente quand on arrive dans cette cité chaude de la banlieue grenobloise.

Ça commence plutôt bien : le parking est vide, le parc est vide, les lampadaires sont... vides.

L'ombre est reine.

Personne n'est visible.

S'il n'y avait pas la rocade à proximité ce serait silencieux.

On se précipite avec l'infirmière et l'ambulancier ouvre la porte de l'allée.

Je passe le premier et me retrouve dans le noir et une atmosphère enfumée.

J'appuie sur le voyant orange et la lumière nous révèle huit ou neuf gars, assis sur les premières marches à nous regarder d'un air mauvais dans un brouillard épais.

Sans me démonter, je lance :

- Salut les gars, faites-nous un peu de place, on va passer.

Et là, le mec qui est au sommet, me lance :

- Tu te crois où ? Tu vas où ? Ici c'est chez moi. Tu passes si je veux.

Il faut vous dire que j'ai grandi pas loin d'un quartier comme ça et qu'avec ce genre de petite frappe il ne fallait pas ployer.

- Ben dis donc si c'est chez toi ici, tu ferais mieux d'aérer car on ne peut pas respirer.

Le type s'est levé et tous les autres ont suivi le mouvement.

On aurait dit de la natation synchronisée.

Au même moment apparut derrière le caïd un grand costaud, vous voyez... du genre garde du corps.

- Qu'est que tu veux dire par là ? me rétorque-t-il.

Et là je prends un coup de coude de mon ambulancier que j'interprète *in petto* : « ferme ta gueule ».

Pour le coup, l'effet obtenu est diamétralement opposé à celui espéré.

Je rétorque, les yeux dans les yeux :

- Ça pue !

Visiblement l'autre ne s'attendait pas à ça et me lance :

- Kesstadiii ?

Et là le grand costaud qui se tient derrière lui pose la main sur son épaule et lui dit.

- Il a raison Saïd, ça pue ici. Et puis tu vas les laisser passer car c'est pour ta mère qu'ils sont là !

Je ne sais si c'est l'intervention du balèze ou la possibilité que sa mère aille mal mais le caïd Saïd a changé de couleur. Il est devenu blanc comme une de nos sahariennes. S'il avait eu "SAMU" écrit sur le front on l'aurait pris dans l'équipe.

- Quoi ? a-t-il couiné.
- Calme-toi, ce n'est pas ta mère qui va mal, c'est la mienne. Alors maintenant tu te casses et tu les laisses passer !

Le ton est sans appel et Saïd est devenu plus blanc que blanc*.

Il bombe le torse (mais le cœur n'y est plus) et sort, me donnant un coup d'épaule au passage mais comme je m'y attendais on a eu mal tous les deux.

Sa clique est sortie et on a suivi le balèze...

Quand on est sortis avec la vieille dame et son fils, ils étaient tous autour de l'ambulance. J'ai senti l'ambulancier tiquer.

Saïd s'est approché de moi et m'a dit.

- On a surveillé ta caisse: le quartier n'est pas sûr.

J'ai eu envie de répondre « sans déconner !? » mais il avait l'air heureux Saïd** alors je l'ai remercié comme si on était potes depuis la maternité.

- Merci Saïd. A la prochaine.

Et puis on est partis.

Je ne vous raconte pas ce que l'ambulancier et l'infirmière m'ont mis sur le chemin du retour...

* : © Coluche

** : « heureux » se dit *saïd* en arabe.

43. Tireur du dimanche

Ce jour-là il y avait une belle tempête de ciel bleu.
Pas un pet de vent, pas un nuage.
Il faisait beau et chaud à mettre un hélico et une équipe motivée en l'air.
Pas un jour à se mettre une bastos dans le buffet.

Dans ce ranch du fin fond du Triève, le type avait décidé d'en finir au milieu de ses chevaux.
La méthode ?
Fusil de chasse, balle Brenneke (vous savez pour le gros gibier), fusil à bout touchant sur l'aréole gauche, bien calé contre son 4x4.
Je tiens le fusil de la main droite et du pouce gauche j'appuie sur le chien.
Résultat des courses : adieu le mamelon remplacé par un beau trou bien cautérisé, une douleur comme on l'imagine et pas le résultat escompté.
Sa femme alertée, par le coup de feu a appelé le 15 en disant :

- Venez vite, c'est horrible, ça bouge dedans !

Ce qui bouge dedans c'est tout simplement le cœur qui continue tranquillement son boulot tout étonné de voir la lumière de cette belle journée.

Nous on est arrivés en hélico et le vol s'est passé comme on les aime.
On a pu regarder les montagnes, les lacs, les forêts.
C'était beau comme les Alpes savent l'être.

NJ et moi quand on est arrivés : on s'est regardés mais on n'a rien dit.
Vous vous rappelez de NJ ?
Je vous en ai déjà parlé.
C'est avec lui qu'on avait pris en charge Boris. Boris... le scooter...

Alors NJ a posé scope et voies veineuses et moi j'ai fait le bilan lésionnel.

La balle était donc entrée en regard du mamelon et avait laissé la place à un trou ovoïde carbonisé de cinq par trois centimètres. On voyait bien les côtes sus et sous-jacentes.
Elle était ressortie sous l'aisselle gauche.
Et puis, elle était partie à l'aventure.
Ce sont les gendarmes sur place qui nous l'ont expliqué.
Comme notre patient était appuyé sur la portière arrière gauche, la balle a filé dans l'aile arrière, a viré à gauche, allez savoir pourquoi... et est sortie pas l'aile arrière droite.
Elle a fini sa course en perforant la porte du garage cinq mètres plus loin pour aller se perdre dans la capharnaüm qui y régnait...

Mais revenons à notre patient.

Le voilà maintenant équipé et bilanté : hormis la douleur, somme toute supportable à ses dires, il se portait plutôt bien.
Stable tant sur le plan circulatoire que respiratoire !
Comme il saturait normalement on n'avait pas besoin de lui distribuer de l'oxygène.

En conférence téléphonique avec l'anesthésiste du déchocage et le chirurgien thoracique, ils me demandent de placer un drain thoracique antérieur et de préparer de quoi faire de l'autotransfusion.
Je négocie un peu car le type va plutôt bien malgré le carnage apparent.
Le chirurgien insiste, ce sera plus « sécurit ».

Je transmets l'info à NJ qui n'aura comme réaction que de lever le sourcil gauche.
Il est aussi dubitatif que moi mais le spécialiste c'est le chirurgien donc on s'exécute.

Je vous redresse le tableau : on est maintenant à l'ombre d'une grange. Heureusement car il fait chaud, il n'y a toujours ni vent ni nuage.
Le matelas à dépression est posé sur une bâche car il y a du purin séché et de la paille partout.

Les pompiers ont fait les choses dans les règles de l'art comme toujours.
Cela dit, ils n'en perdent pas une miette car ils n'ont jamais vu une plaie comme ça (ils ne sont pas les seuls) ni poser un drain thoracique.
NJ prépare le matériel et je file dans le garage où il y a un lavabo et du savon.
L'épouse m'amène une serviette propre...

Je sors de là les bras en l'air genre Docteur Ross.
Je suis un peu déçu, il n'y a aucune caméra.

NJ me passe une paire de gants stériles et j'en rajoute un peu car il y a quand même quelques spectateurs.
NJ a déjà largement badigeonné la zone.
Je mets la deuxième couche, un champ percé stérile, fais mon anesthésie locale, le coup de bistouri... bref vous connaissez le topo.
Je récupère le drain et sors l'engin façon *picador* (mais je laisse quand même les chevaux dans leurs boxes).

Et là que croyez-vous qui arriva ?

Alors que la Bétadine n'avait pas encore totalement séché, Eole passa par là et tout le purin s'envola !
Pour retomber, devinez où ?
Sur ma pomme, NJ, mes gants, le drain, le champ et la plaie, péricarde inclus.
Saupoudrage septique au possible, mieux que ça, tu ne peux pas !
Eole se carapata et l'éolienne toute émoustillée acheva sa ronde dans un crissement moqueur...

- Allez ! On vire tout ça, on badigeonne de Bétadine, 2g d'Augmentin, et pour le drain, on verra au CHU !

Ainsi fut dit, ainsi fut fait.
Non mais sans déconner quoi !
C'est ça l'urgence.
On prend la décision en un dixième de seconde et on l'exécute.
Et devinez quoi ?

Au final il n'avait pas grand-chose : deux trous dans le thorax que les chirurgiens ont réparés, une petite contusion pulmonaire et pas même une côte cassée !
Ni à l'entrée, ni à la sortie !
Il a même fallu que j'aille voir l'imagerie de mes propres yeux !
Et après ?
Le type n'a même pas daigné monter sa température d'un dixième de degré.
Rien !
Il allait tellement bien physiquement qu'il n'est resté que trois jours en chirurgie avant d'être muté en psychiatrie...
Quand ce n'est pas ton jour...

44. Pédagogie

Ce soir-là c'était Jean-Pierre mon binôme PARM.

Oui c'était du temps où les ARM s'appelaient ainsi.
Notez que je préfère le nouvel acronyme : Assistant de Régulation Médical, est bien mieux que Permanencier Auxiliaire...

Ce métier, croyez-moi, est le plus difficile au sein d'un SAMU.
Et si vous ne me croyez pas faites une recherche sur internet et vous trouverez quelques belles études qui le montrent en termes de pénibilité et d'impact psychologique.

Les ARM décrochent l'appel, sont confrontés à la panique de l'urgence (réelle ou ressentie), n'ont pas –encore à ce jour- de formation spécifique pour gérer les appelants et leur détresse, ni comprendre réellement ce qui se passe sur place.
L'ambulancier va sur les interventions, voit la véritable situation et la façon dont elle est gérée par le médecin et l'infirmier. Il est même une des clefs de voûte de l'équipe.

Aux ARM, citoyens : rien de tout cela !
Pas même un débriefing quand l'équipe rentre.
Ou alors rarement.
Il leur faut des années de métier pour être à l'aise, apprendre à gérer ces situations et sentir ce qu'il se passe.

Quoi qu'il en soit les PARM sont des gens bons ! Bon il fallait que je la place...

Donc ce soir-là disais-je, je régulais avec Jean-Pierre au décroché et c'était le bonheur assuré.
Jean-Pierre était un vieux de la vieille et si ça lui en touchait une, ça ne faisait pas bouger l'autre.

Hélas c'était sans compter sur Monsieur X, ancien légionnaire paraît-il.
Le mec avait décidé de nous enquiquiner.
Je vous la fais courte mais il nous a embêtés toute la nuit.

Il commença par appeler d'un téléphone filaire.
Nous ne disposions pas encore d'une identification poussée en ce temps-là.
Impossible d'avoir son adresse pour lui envoyer la gendarmerie.
Adresse qu'il ne voulait pas donner alors même qu'il menaçait de se suicider.
Il voulait qu'un médecin vienne et nous donnerait son adresse qu'après qu'on ait juré de l'envoyer.
J'avais décidé qu'il n'aurait pas de médecin. C'était trop dangereux. Il se moquait de nous alternant séduction, menace, colère et chantage. Il m'avait fait entendre le bruit d'une culasse et menaçait de se tirer une balle dans la tête si je ne cédais pas à ses exigences.
Au cours des nombreux échanges, je m'étais rendu compte qu'il ne savait pas que tout légionnaire doit passer par Aubagne pour s'engager.
Il se perdait dans des explications mystico-gélatineuses qui prouvaient qu'il nous menait en bateau.
Sauf sur un point : il avait une arme à feu et nous ne céderions pas à son discours truffé de contradictions.
Après des heures de palabres, comprenant qu'il n'obtiendrait rien de nous il changea de tactique en nous menaçant de raccrocher et de passer à l'acte.

A partir de là il appela de son portable en se faisant passer pour... son frère.
Et son « frère » de nous menacer de ne pas avoir porté secours et laissé le « légionnaire » se suicider...

Vous imaginez la situation...

Bref ça dura toute la nuit et il appela finalement plus d'une centaine de fois sur chacun de ses téléphones.

Evidemment de notre côté nous lui envoyâmes la maréchaussée après identification ce qui prenait plusieurs jours à l'époque. Il se retrouva devant un tribunal pour plusieurs motifs allant de l'utilisation abusive d'une ligne d'urgence, menaces et insultes à agent de l'état dans l'exercice de ses fonctions, j'en passe et des meilleures mais il y avait dans le lot la détention illégale d'armes (au pluriel).

Autant vous dire qu'on avait bien fait de ne pas céder d'autant qu'il n'avait ni frère ni sœur.

Quelques mois plus tard je reçus une notification du juge.
Il demandait combien je souhaitais en dommages et intérêts.
Jean-Pierre, de son côté avait reçu la même missive.
Nous avons fait une réponse commune et concertée : nous ne voulions pas d'argent mais que l'individu soit obligé d'effectuer des travaux d'intérêt général de nuit dans un hôpital.

Le juge repris l'idée, la retravailla et envoya notre « légionnaire » passer 30 nuits comme agent d'entretien dans les urgences les plus proches de chez lui.
Accompagné par la prévôté le soir et récupéré par les mêmes au matin.
C'était ça ou trois mois de prison ferme.
Vous devinez ce qu'il a choisi...

En revanche, vous n'imaginerez jamais ce qu'il a fait après avoir purgé sa peine.
Le « légionnaire » nous a écrit pour s'excuser de ce qu'il avait fait et nous remerciait de l'avoir forcé de passer ces nuits aux urgences.
Il avait vu ce qu'il s'y passait et les difficultés auxquelles étaient confrontées les équipes sur place...

Je ne sais pas vous, mais Jean-Pierre et moi, on est restés comme deux ronds de flan.

45. Une lumière dans la nuit

Thierry était aux commandes.
Vol de nuit, Alouette III, pas de Jumelles de Vision Nocturne en ce temps-là.
Nous retournions à la Bérarde après un secours.
Habituel en ce mois de juillet.

Nous avions fait un crochet sur le Taillefer car un type s'était perdu, mais la nuit prenait le dessus et le kérosène se faisait rare.
Alors nous repartîmes dans la vallée du Vénéon.
Mais là où partout ailleurs il n'y avait pas de nuage, le fond de la vallée était dans le brouillard.

Jusqu'à Venosc tout alla bien mais après ça s'est compliqué, en amont de La Lavey, là où la vallée file à gauche vers le sud-est.
Trop tard pour changer de cap, il nous fallait continuer.

Heureusement Thierry et Pierre le mécano connaissaient bien la zone car tout était trompeur : certaines ombres étaient des nuages et d'autres... des montagnes.
Aussi on a pris de l'altitude par sécurité.

On a cherché le lampadaire des Etages mais on n'a rien vu.
On n'avançait presque plus, guettant un signe, une lueur...

Et puis on s'est mis en stationnaire.
En théorie la Bérarde était juste là-dessous.

Mais rien, pas la moindre lumière ne trahissait sa présence.
Alors on se mit à tourner en rond, presque sur place, scrutant le sol pendant de très longues minutes.
Personne n'évoqua un plan B, un endroit où se poser.
Comme j'étais très jeune dans le métier, je n'osai pas demander.

Mon cœur battait la chamade.
Comment cela allait-il finir ?
Le silence était pesant malgré le vacarme de la turbine.

Et tout à coup on vit un point lumineux, juste là, sous nous.
Thierry coupa le pas et l'hélico tomba.
Droit sur la petite lumière, à toute vitesse.
Mon estomac voulu passer par-dessus bord pour jeter lui aussi un œil en bas.

C'est alors que le voyant rouge s'alluma.
Celui qui détecte la présence de la Faucheuse.

Mais c'était trop tard.
Thierry lui avait damé le pion.

Le point lumineux c'était le lampadaire de la DZ, vous savez celui qui est tout au fond du parking, au début du chemin qui remonte le Vénéon jusqu'au Carrelet.
On y était!
Pile au-dessus.

Alors on s'est posés, on a tout rangé sans que personne n'ait osé parler.

Et puis on est allés boire une bière chez Martine, comme si de rien n'était...

46. In extremis

L'hélitreuillage avait été éprouvant.
Quarante mètres sous l'Alouette III, en mode centrifugeuse, baignant dans ma sueur et ma néoprène.
Et puis c'était après avoir traversé Grenoble en mode chaleur pulsée thermostat 9.
Bref, j'étais content de reprendre contact avec la planète.

Joël, qui m'avait accueilli, semblait bien plus pâlot que lorsqu'on s'était quittés cinq minutes avant à bord de l'hélico.
Lui aussi avait été malmené au bout du câble.
Je suis sûr que s'il n'avait pas eu sa combinaison j'aurais pu mesurer sur lui son hématocrite, comme ça en direct.

Joël est un pilier du PGHM.
Et le Peloton de Gendarmerie en Haute Montagne c'est une Institution.
Joël c'est une expérience grande comme ça, un cœur encore plus grand et une gentillesse qui dépasse largement le tout.

Il m'a jeté un œil que j'ai traduit par « ça va ? » et je lui ai répondu en me retournant vers l'eau pour m'y plonger un instant, juste avant le malaise.

Ah je ne vous ai pas dit : on est en secours en canyon.
Donc on a l'équipement complet !
La combinaison, le baudrier, le casque et tout le pataquès.

Sauf qu'en fait on est à la sortie de celui-ci et que la ville est juste là, derrière les arbres.
Les pompiers eux sont en tenues habituelles de combat.
Nous, on a l'air d'extraterrestres.
Ce sont eux qui nous ont appelés.
Ils ont dit « canyon » alors on a pris l'équipement !

La gamine, treize ans, avait perdu connaissance pendant qu'ils la bougeaient.
Et pour cause : pâle comme un linge, tension imprenable, pouls filant à toute vitesse vers une mort certaine et un abdomen en béton armé.
En y regardant de plus près on pouvait voir un bel hématome en bas de sa poitrine, à gauche descendant sur le ventre, bien éraflé : une rate explosée au minimum, quelques côtes et quoi ? Une contusion pulmonaire ? L'intestin éclaté ? Une vertèbre ? Deux ?

Je ne peux pas dire que j'ai mouillé la chemise pour l'équiper d'abord parce que j'étais déjà trempé et surtout parce que je n'en portais pas.
Nouvel échange de regard avec Joël : je transmets « ça va mal finir »...

Alors on s'est activés à 200% : une voie veineuse, un collier cervical, un remplissage, une immobilisation dans la perche Piguilhem... le truc habituel quoi !

On rappelle l'hélico mais je suis à nouveau en mode hyperthermie, je sens le malaise revenir et je retourne dans l'eau glacée avant de m'effondrer.
Une combinaison c'est cool quand l'eau est froide.
Mais quand il fait chaud, ça coule !

Aussitôt remis, aussitôt treuillé.
Et de nouveau centrifugé violemment.
Je crois que je n'ai jamais été aussi homogène.

Avec l'Alouette, vous vous en rappelez, il fallait récupérer le toubib avant de treuiller la victime quand elle est en état de choc : on la remontait à l'horizontale pour ne pas l'achever mais devenait alors impossible de la rentrer dans la machine.
Alors on est allés se reposer un peu plus loin pour remettre la jeune patiente dans l'hélico.

On aurait pu la ramener par la route avec les pompiers car on était déjà dans l'agglomération grenobloise mais l'hélico était plus stable et le retour ne prendrait que trois ou quatre minutes. C'était, de loin, la meilleure solution.

Mais au fait... que s'était-il passé ?

La gamine et sa copine étaient allées se baigner dans la belle vasque où se termine ce canyon que nous connaissions bien. Le Furon.
Quand on le descend, on peut finir en sautant : onze mètres d'accélération avant de toucher l'eau. Il ne faut pas se rater. Sinon c'est la rate que vous y laissez !

Les gamins du quartier y allaient volontiers quand il faisait trop chaud.
Ils grimpaient un peu et, de cinq ou six mètres, ils sautaient dans l'eau.
Mais notre petiote elle s'est ratée. Elle a manqué une prise et sur le côté gauche est retombée, s'explosant la rate sur ce gros rocher.

Sa copine est partie à la caserne voisine appeler les pompiers qui bien entendu sont arrivés les premiers.
C'est quand ils l'ont bougée qu'elle a perdu connaissance...

Posés sur la DZ du CHU on l'a sortie de l'hélico pour la poser au sol.
On avait fait tellement vite que l'ambulance qui devait nous récupérer n'était pas encore arrivée.

Et là un truc bizarre s'est passé.

J'ai entendu le régime de la turbine augmenter, le mécano m'a tapé sur le casque et m'a fait signe de m'éloigner en me montrant l'autre côté.
A peine le temps de réagir que l'hélico bougeait.

En regardant vers le portail je vis une gamine arriver en courant.

Je me suis précipité, courant sous l'hélico à peine levé pour l'intercepter.
Je l'ai prise dans mes bras pour l'éloigner de la machine qui peinait à monter avec cette chaleur suffocante.
Pas facile en combinaison de plongée !
Je vis un type arriver derrière la gamine en mode furieux.
Il vit un type arriver sur lui en mode furieux... avec sa fille dans les bras.

C'était la copine et son père qui étaient venus directement à l'hôpital
On était passé à deux doigts du suraccident.
Sans le réflexe du pilote elle se serait précipitée vers le rotor de queue pour contourner la machine par l'arrière ce que, vous le savez tous, il ne faut jamais, jamais faire !
La copine en a pris une dont elle doit se souvenir encore, d'autant que la baignade leur avait été interdite...
On a ramené notre petite victime au déchocage où les chirurgiens l'attendaient.
Avec les anesthésistes ils l'ont vite équipée et opérée.
Mieux !
Ils l'ont sauvée.

47. Vingt-et-un juin

Certes c'était un solstice mais on aurait plutôt cru en celui d'hiver.

Il neigeait au Col des Ecrins.

L'ambiance hivernale et les grandes dalles de granit avaient eu raison de la cordée.

Le survivant était conscient mais ça se passait mal à partir du bassin.

Le fémur était ouvertement fracturé, les pouls étaient encore perçus en aval.

Au-dessus c'était plutôt pas mal sauf une grande douleur dans le dos avec des orteils qui bougeaient.

Mais avant de faire ce bilan il nous avait fallu arriver sur les lieux...

J'étais dans mon bureau quand l'appel est tombé un peu avant 16H.

L'EC145 nous avait amenés avec deux guides CRS jusque sur la moraine du vallon de Bonne Pierre, au-dessus de la Bérarde.

Impossible d'aller plus haut : le plafond ne nous y autorisait pas, ni la neige qui tombait à gros flocons.

L'été quoi !

Quand on est sorti de la machine on a vu l'hélico bleu de Briançon se poser à proximité.

Ils avaient tenté l'abord du col depuis leur côté mais impossible pour eux aussi de s'approcher : le poser sur la moraine était la seule solution.

Pour le coup nous étions loin (trois ou quatre kilomètres) avec du dénivelé que nos jambes allaient déterminer.

Ajoutez à ça des conditions hivernales et vous décidez d'y aller *pedibus jambus* à six plutôt qu'à trois.

Car bien entendu eux aussi étaient médicalisés.

Et pas par n'importe qui : Daniel était urgentiste mais aussi guide de haute montagne, avec une caisse d'enfer.

Bref, j'étais le boulet de l'équipe.

On fit le point, on allégea les sacs de matériel de montagne comme d'équipement médical.

Les hélicos avaient déjà redécollé pour aller chercher des renforts alors on a tout empilé et relevé le point GPS : on verrait plus tard.

Et puis on a marché. Et couru. Et marché. Et grimpé....

Je suis arrivé sur zone dernier mais pas si distancé que ça.

Daniel avait déjà fait le point lésionnel.

Pour le coup je l'ai laissé finir, passer le bilan au SAMU et je me suis occupé de poser une voie veineuse et d'analgésier le patient.

Daniel l'a réduit, perfusé une deuxième fois, monitoré, emballé, analgésié de nouveau et on a commencé la longue descente.

Au début c'est allé assez vite.

Le dénivelé a permis aux guides de le faire descendre en glissant, assuré par une longue corde.

C'est après que le calvaire a commencé : nous devions le porter.

Quatre le faisaient, deux se « reposaient ». Il y avait tout le matériel à porter.

C'est à la nuit tombée que deux autres CRS nous ont rejoints.

Un des hélicos avait pu revenir et les laisser encore plus bas dans le vallon.

Ce renfort nous a fait du bien à tous d'autant qu'il ne neigeait plus.

Mais le calvaire a continué.

Ce n'est que vers minuit que deux autres CRS nous ont rejoints.

Ils venaient de Briançon ceux-là, avaient dû prendre la route jusqu'à la Bérarde et faire tout le vallon à pied...

Il nous a fallu encore trois heures de marche pour voir la destination se profiler.

J'étais carbonisé et je ne pouvais porter que mon sac.

A moins que ce ne soit l'inverse.

Et quand le chemin, tout à la fin s'est incliné, et que j'ai vu les lumières de la Bérarde, j'aurais dansé une gigue si des forces il m'était resté.

Mais que pensez-vous qu'il arriva ?

Vous n'allez pas me croire mais je vous jure que c'est la vérité.

Tout à coup dans le silence de cet instant, venant du fond de la Bérarde j'ai entendu Johnny hurler ! Johnny, oui, oui : Johnny !

Je vous jure, ça m'a fait flipper !

« Que je t'aime, que je t'aime, que je t'aimeeeuh !

Je l'avais oublié mais, le 21 juin… c'est la Fête de la musique !

L'histoire pourrait s'arrêter là mais je sais que vous voulez en savoir plus.

Vous n'allez pas être déçus.

Une ambulance du SAMU m'attendait et on a ramené le patient au CHU pour le confier vers 4H30 du matin aux équipes du déchoquage.

Après 12 heures de secours il était enfin arrivé et il s'en est bien tiré.

Le lendemain les équipes sont retournées chercher le corps de son ami et notre matériel abandonné.

Quelques jours plus tard je découvrais un article relatant les faits dans le journal local.

Un beau papier sur l'intervention des pompiers qui, au péril de leur vie, étaient allés chercher le miraculé dans des conditions épouvantables.

L'article était élogieux et montrait l'engagement sans faille des secouristes mais…

Vous ai-je parlé de pompiers ?

Il y avait bien les équipages de la sécurité civile et de la gendarmerie, les CRS de Grenoble et de Briançon, de deux médecins urgentistes et à la fin un ambulancier du SAMU.

Mais de mes amis pompiers, sur ce coup-là : jamais.

Aussi, via le site internet du journal je me suis permis d'écrire au journaliste.

Un petit message gentil lui expliquant mon étonnement de le voir décrire la situation avec des protagonistes absents.

Il commit trois autres erreurs : d'abord de me « remettre » en place en m'expliquant que depuis 10 ans il connaissait tout le monde du secours en montagne, que je n'allais pas lui apprendre son métier, ensuite de me répondre par mail avec copie à son rédacteur en chef.

Première erreur : il ne connaissait pas « tout le monde » car, déjà, on ne se connaissait pas.

Deuxième erreur : s'il était dans le métier depuis dix ans, je le battais à plate couture de cinq bonnes années supplémentaires.

Troisième erreur : son rédacteur en chef a eu droit à ma réponse...

Ce dernier me répondit qu'un démenti serait publié...

Démenti qui jamais ne vint...

L'histoire pourrait s'arrêter là mais je sais que vous voulez en savoir plus.

Vous n'allez pas être déçus.

Quelques semaines plus tard j'étais invité chez des amis.

L'un est ancien cameraman de la télé locale, l'autre son rédacteur en chef.

Des mecs en or qui racontaient les faits sans jamais les exagérer ou les agrémenter d'images sordides.

Il s'avère que beaucoup de gens présents à cette petite fiesta étaient des journalistes.

Et à qui croyez-vous que Gégé me présenta ?

Je vous le donne en mille : l'auteur du fabuleux article.

Aussi ne pus-je m'empêcher de lui dire avec un sourire sardonique et un ton ironique (ou l'inverse) « Ah, c'est vous le fameux Jean-Bernard ! » et de lui serrer longuement la main le regard planté dans le sien.

Je ne consentis à le lâcher que lorsque, d'une pâleur brutale, il me signifia qu'il avait compris qui j'étais.

Gégé, qui nous connaissait tous deux, nous regarda alternativement mais, sur le coup, ne dit rien.

Ce n'est que quelques minutes plus tard qu'il m'intercepta et du fond de son regard bleu acier il me toisa : « Bon petit, tu me racontes, il t'a fait quoi le JB ? »

Bien sûr, je lui ai raconté.

A Gégé, on ne la lui faisait pas.

Alors, le JB, il est allé le trouver.

Au JB il lui a expliqué...

Et le JB...

...il est venu s'excuser.

48. Restitutio ad integrum

Prenez une grève des généralistes, une épidémie de grippe et imaginez-vous médecin dans un SAMU.

Vous voyez le tableau ?

Vous régulez grippe sur grippe comme vos trois collègues et vous prodiguez en boucle les mêmes conseils.

De quoi prendre la grippe... en grippe.

- Bonjour Docteur, ma fille a de la fièvre à 40° et elle est très fatiguée.
- Bonjour Madame, quelle âge a votre fille ?
- Elle vient d'avoir 18 ans.
- D'accord, et à part la fièvre de quoi se plaint-elle ?
- Oh ben là elle ne se plaint pas, elle dort. Je l'ai faite s'allonger il y a deux heures dans le canapé pour refaire son lit qui était trempé jusqu'au matelas. J'ai même dû le retourner tellement il était mouillé. Vous pensez qu'un médecin pourrait passer ?
- Ça va être difficile Madame, avec la grève...
- Parce que je suis inquiète docteur, par moment elle a comme des grands frissons.
- Elle a peut-être froid, elle ne peut pas retourner dans son lit ?
- Ben en fait mon mari n'est pas là, et moi je ne peux pas la porter...
- La porter ? Vous ne pouvez pas lui demander de se lever ?
- Ben non Docteur, ça fait une heure que j'essaie mais elle dort très profondément.
- Madame, vous pouvez vous approcher de votre fille avec le téléphone ?
- Oui.

- Bon, vous y allez et je voudrais que vous approchiez le téléphone de sa bouche. Elle est couchée sur le dos votre fille ?
- Oui Docteur.
- C'est bien elle qui ronfle là ?
- Oui, oui Docteur, elle dort bien. Elle avait mal au ventre ce matin, elle est épuisée.
- Madame vous allez poser le téléphone sans raccrocher et mettre vos deux index sous les angles de sa mâchoire, de chaque côté vous savez, sous les oreilles et vous appuierez fort. Et vous me direz ce que vous verrez... Allez-y.
- Ben Docteur j'ai fait comme vous avez dit et je n'ai rien vu à part des boutons sur le cou ?
- Elle a réagi ?
- Ben non, elle dort bien je vous dis.
- Recommencez, vous avez bien mis vos doigts sous les oreilles, dans l'angle de la mâchoire ?
- Oui, oui Docteur, je viens de le refaire, elle dort. Elle n'a pas bougé.
- Pincez la très fort Madame, sur le grand muscle qui va du cou à l'épaule. Pincez très fort : ça va la réveiller.
- Bon non Docteur j'ai pincé très fort mais elle ne bouge pas.
- Et ces boutons Madame, vous les aviez vus avant ?
- Ben non je ne crois pas, je l'ai toute essuyée quand elle s'est levée tout à l'heure mais je n'avais pas fait attention à ces boutons.
- Vous pouvez appuyer fortement sur ces boutons Madame, pendant 10 secondes. Est-ce qu'ils disparaissent et réapparaissent quand vous arrêtez d'appuyer ?
- Non, non Docteur ils sont bien là.
- Vous voulez dire que même si vous appuyez fortement ils ne disparaissent pas ?
- Ah non, j'ai même l'impression qu'il y en a d'autres maintenant sur sa poitrine.
- OK Madame, on va laissez votre fille tranquille et je vous envoie un médecin.
- Oh merci, Docteur, merci, merci, merci !

- Ne soyez pas surprise, avec la grève je n'ai pas d'autre solution que de vous envoyer une équipe du SAMU, vous allez laisser votre ligne libre sans appeler personne au cas où on aurait besoin de vous joindre, d'accord ? Et Maintenant vous pouvez raccrocher.

Mon collègue du SMUR n'était pas chaud pour sortir. Les urgences étaient pleines à craquer.

Il joua la carte « mais ils sont à deux kilomètres de l'hôpital, envoie une ambulance et on s'en occupe dès qu'elle arrive ».
Je contrai avec un « Ben si c'est à deux kilomètres tu ne seras pas sorti longtemps et si c'est bien ce que je pense, tu lui sauveras la vie. »

Il lui sauva la vie.

Il confirma ce que je craignais.

Au milieu de toutes ces grippes, il diagnostiqua un *purpura fulminans*...

Elle a mis du temps, mais elle a repris le fil de sa vie.

Mieux : sans aucune séquelle.

49. Total merdier

Elle était en choc septique et si on ne la ramenait pas dare-dare on la perdrait.

Déjà pour l'équiper ça n'avait pas été facile, mais on avait deux voies veineuses : une 14 gauges au pli du coude et une 16 en jugulaire externe.
Oxygène au masque, elle était *knockout* mais elle était avec nous.

Elle n'en perdait pas une miette.
Du fond de ses orbites, on voyait sa peur.

La descente en matelas à dépression avait nécessité huit pompiers en plus de notre équipe.
Escalier en colimaçon, trois étages, ascenseur trop petit pour la garder à l'horizontale et des arbres partout interdisant l'approche d'une grande échelle.
La seule solution avait été ce foutu colimaçon pour ne pas désamorcer son palpitant.
Je ne sais pas combien de temps on a mis pour la descendre le plus à plat possible mais je n'en ai pas perdu une miette sur le scope.

Arrivés en bas après une éternité et demie on l'a posée sur le brancard et on a fait le point.
Je n'avais pas pu voir son visage pendant le périple.
On était tous en sueur : pompiers, smuristes, elle et moi.
On avait huit de tension dans sa chambre, plus rien à l'arrivée.
Imprenable.
Je pense qu'elle aussi lisait la peur dans nos regards.

Les parents étaient là, encore plus pâles qu'elle. Ils ne disaient rien mais n'en pensaient pas moins.

Je leur ai expliqué à nouveau la situation, clairement, leur rappelant que si le brancardage avait été difficile, le transport restait très risqué jusqu'au CHU.
Je leur ai demandé d'y aller, les premiers, doucement, en respectant le code de la route.
Pas question qu'ils aient un accident.
J'ai fini en les assurant que nous aussi, irions très doucement et qu'ils arriveraient avant nous, parce que là on avait encore des choses à faire.
Alors ils sont partis et nous on est restés...

Pendant cet échange on avait installé leur fille dans l'ambulance et j'ai passé un bilan radio.
Pas de téléphone portable à l'époque.
C'était fin 94 j'étais praticien du SAMU depuis 6 mois seulement, mon expérience, elle était devant moi.

- ... jeune femme 18 ans, choc septique, TA imprenable après brancardage,...
- Vous dégagez immédiatement, la réanimation médicale vous attend, vous roulez le plus vite possible, allez, allez !

Le *big boss* en personne !
Il déconnait ou quoi ?
Décaler avec une tension imprenable ?
Pas la peine d'aller en réa, autant aller directement au funérarium !
Alors j'ai pris le combiné, clairement agacé.

- Hors de question, je rétablis une hémodynamique et on démarre après ! Au pas. Et si vous ou les réa voulez venir me donner un coup de main c'est avec plaisir que je vous cède la place ! Terminé.
-

Vous ne le savez peut-être pas mais en radio, quand on dit « Terminé » ça veut dire qu'on n'attend pas d'accusé de réception, pas même de réponse.
C'est un peu comme quand on claque la porte.
Une fin de non-recevoir.

J'allais m'en prendre une au retour mais je m'en foutais.
Tout le département avait entendu, mais je m'en foutais.
J'avais défié le patron que tout le monde craignait, mais je m'en foutais.
On allait se battre pour sauver cette gamine c'est tout ce qui comptait.

Alors on lui a perfusé des amines et on a attendu qu'elles agissent, en montant la dose.
Au bout de trois quarts d'heure elle a retrouvé son petit huit de tension.

Elle semblait moins apeurée car le calme était revenu dans la cellule et les gyros des pompiers avaient disparu.
Elle devait croire que je maitrisais...
Elle a dû voir aussi que notre tension artérielle à nous avait baissé.

Alors comme personne n'est venu nous aider on a démarré, tout doucement.
Sur l'autoroute l'ambulancier a accéléré mais a levé le pied très progressivement pour ne pas désamorcer la patiente.
La tension était stabilisée.

C'est ça une équipe SAMU : chacun apporte sa pierre à l'édifice.

Les réanimateurs nous attendaient impatiemment et ils ont écouté les transmissions sans rien dire.
La petite allait plutôt bien, l'équipement était quasi-complet.
C'était à eux de jouer. Nous, on avait fait tout ce qu'on pouvait.

Sur le retour, de l'hôpital au SAMU, personne n'a parlé.
L'ambulancier et l'infirmier craignaient pour moi.
J'avais tenu tête au patron.

Sur les ondes.
Et j'étais le plus jeune médecin du service...

La porte du garage s'ouvrit et qui croyez-vous qui nous attendait...
Pas besoin de coup de coude, je l'avais vu.

Et quand je suis descendu je suis allé vers lui, tant qu'à en prendre plein la tête, autant y aller franco.

Il m'a tendu la main, je l'ai serrée mais il ne m'a pas lâché.
C'était son truc quand il voulait vous parler les yeux dans les yeux.

Alors il a souri et a lâché :
- Bravo, bien joué.

Et il s'est barré, sans rien ajouter.

Il était presque minuit quand on eut refait le matériel et nous avons pu aller dîner.

Car après tout, la garde, venait juste de commencer...

50. Le procès

Désolé Monsieur Kafka, mais ce n'est pas de votre histoire dont il est question ici.
C'est de la mienne.
Mon procès.
On peut le voir statistiquement et se dire qu'en théorie on doit y passer deux à trois fois dans sa carrière.
Moi je l'ai tout simplement très mal vécu… ça a duré sept longues années.

Une première convocation, vous rencontrez un juge d'instruction car il y a « plainte contre X ». Et puis plus rien. Les mois passent. Il y a « non-lieu » mais on ne vous le dit pas.

Mais vous, vous guettez le facteur, surtout le samedi matin.

Car vous savez, ces nouvelles de la Justice, c'est toujours le samedi matin qu'elles arrivent. A l'heure où votre avocat est injoignable. Et au moment où vous avez deux jours pour souffler après un enchaînement de plusieurs gardes de nuit.
Et là vous êtes comme un con, le recommandé à la main, avec le cœur qui bat à 150 en vous demandant ce qu'il va se passer.

Votre famille a compris, votre visage s'est fermé, le recommandé parle tout seul.
La mise en examen arrive au moment où vous n'attendez plus.
Ça fait déjà quatre ans que ça a commencé.

Après une autre année arrive la convocation à 14 heures au Tribunal.
Il y a mon avocat, mes témoins, les chefs de services (l'actuel mais aussi l'ancien, patron au moment des faits) et puis des amis, pour me soutenir.

Personne de ma famille, je ne veux pas qu'ils soient témoins de ça.
Si je suis condamné, je ne serai plus médecin.
Ça c'est clair même si je ne sais pas ce que je ferai.

Alors on a attendu.
Il y avait un autre procès avant le mien.
Une histoire sordide d'escroquerie, de chantage, de viol sur mineure...
Mais même ce procès a dû attendre, car il y avait une « comparution immédiate ».
Un coup de surin pour une dette entre dealers.

Je n'avais jamais mis les pieds dans un Tribunal.
Après ces affaires ce serait mon tour.
Logé à la même enseigne, moi qui avais été élevé dans le respect de la Police et de la Justice.
J'étais accusé d'« homicide involontaire ».
Je ressassais ce motif en boucle.
Moi qui ai fait, de sauver des vies, mon métier je me retrouvais sur le banc des accusés. Je l'ai dit en pleurant aux juges quand ça a été mon tour. Je leur ai dit mon incompréhension d'être là, à la même barre que les voyous qui m'avaient précédé, alors que plus d'une fois j'avais risqué ma vie pour en sauver une autre...
Mais c'était ainsi, j'étais là et il fallait y passer.

La salle se vida vers 17H00.
C'était mon tour.
Cela dura jusqu'à minuit.

Pour l'avocat, j'avais mal régulé, mal interrogé, mal décidé, j'étais épuisé car j'en étais à ma 23ème heure de garde que j'en avais même enchaîné de gardes estimait-il que j'étais un « toxicomane du travail » qu'il fallait éliminer.
Il ressassait ses arguments encore et encore en se battant avec sa robe noire.
A un moment j'ai même cru qu'elle allait l'étouffer.

De mon point de vue je n'arrivais pas à obtenir d'informations claires de la part de l'appelante. Aussi avais-je envoyé les pompiers pour voir ce qu'il se passait.
Quand ils ont fini par trouver l'appartement, le mari était en arrêt cardiaque.
La dame s'était trompée d'adresse.
J'ai envoyé une équipe...
Trop tard.
Le pire est que j'avais régulé l'appel après un premier médecin. Celui-ci ne comprenant rien, me l'avait basculé. Il n'a jamais été entendu.

Puis vint le tour de la Procureure de la République.
Elle coupa l'herbe sous le pied à mon avocat.
Elle fit un discours où elle s'adressa aux juges en les invitant à réfléchir au rôle et à l'engagement des acteurs du SAMU dans notre société.

Mon avocat lui-même a été surpris.
Quand ce fut son tour il prit la parole mais je crois que les juges avaient déjà décidé.

A minuit quand on est sortis j'ai été très étonné par l'attitude de l'avocat adverse.
Il est venu me serrer la main et s'excuser d'avoir fait son métier.
Je crois qu'il a aussi surpris mon avocat car on l'a regardé partir sous la pluie, complètement abasourdis.
Je lui en voulais, me traiter d'« intoxiqué du travail » à plusieurs reprises alors que nous étions soumis à une législation qui ne nous laissait aucun choix...

J'ai été relaxé.
La famille a fait appel.
On y est retournés.
Et la relaxe a été confirmée.
Définitivement cette fois.

Je repense souvent à toute cette histoire.
C'est facile *a posteriori* de dire ce qu'il aurait fallu faire.
Aussi bien pour l'appelante que pour moi.

Je pense à cette famille. Comment s'en sont-ils remis ?

Je pense à mon épouse et nos fils qui ont vécu dans l'angoisse pendant ces années et aux traumatismes qui en ont découlé.
Aujourd'hui encore les recommandés ne sont pas aimés. Surtout le samedi.

Je pense à mon avocat qui en a vu de toutes les couleurs. Il m'avait dit penser à moi quand il voyait un hélico rouge survoler la ville. Se souvient-il toujours de cette affaire ?

L'avocat adverse a fait une intoxication médicamenteuse volontaire.
C'est un de ses amis qui l'a trouvé à son domicile.
Il a appelé le 15. C'est moi qui ai régulé.
J'aurais préféré ne pas être là, ne pas le savoir.
Il ne s'est pas raté.

Cette affaire, classée en 2009, a brisé mon élan.
En 2013, après 20 ans « de SAMU » j'ai décidé de raccrocher : j'en avais trop vu des fins de vie, des accidents, des suicides, des meurtres...
Et croisé leurs entourages, meurtris, brisés...
Trop pour continuer, trop de vies fragmentées...

51. Madame Béret (Retrouvailles 3/3 ou « L'intervention dont j'ai toujours rêvé »).

***Contraireme*nt aux cinquante premiers, ce fragment de vie n'est pas complètement arrivé.**
Si la première partie de l'histoire (au lycée) est parfaitement vraie, l'intervention en SMUR n'a jamais eu lieu.
J'en ai rêvé, j'ai souvent imaginé comment ça pourrait se passer…
Mais la Providence m'a donné (par deux fois !) le loisir de recroiser voire de soigner (pour ne pas dire sauver) mes vieux ennemis Abdel (chapitre 25) et Monsieur Rose (chapitre 26).
Alors je ne peux lui en vouloir de ne pas m'avoir remis sur le chemin de Madame Béret…

Madame Béret était ma prof de math, en première.
Au lycée, seules les matières scientifiques m'intéressaient : c'est grâce à elles d'ailleurs que j'ai eu mon bac. Les langues vivantes et tout ce qui était littéraire me gavait : 5 en allemand, 6 en philo et 7 en français : une nullité totale.
« Incapable d'aligner deux mots », qu'ils disaient.

Mais la biologie, la physique et les math : ça c'était bon !
Et puis l'informatique aussi.
A l'époque, grâce à mes parents, j'avais pu acquérir un des premiers ordinateurs personnels : un TRS-80, modèle 1, l'ancêtre des PC.
Il n'y en avait que quatre sur toute l'agglomération grenobloise cette année-là.
C'était l'année…. ? C'était l'année 80.
On vient de vous le dire ! TRS-80 ! Vous suivez ou non ?

Au lycée on avait un club, mené par un autre prof de math, un mec super.
Et on avait un mini-ordinateur Télémécanique avec 15 terminaux passifs.
L'engin occupait la moitié de la salle. On le maitrisait parfaitement au club.

Tout a commencé dans la salle informatique pour un cours d'initiation avec Madame Béret.

Elle nous expliquait pas-à-pas comment faire pour utiliser l'engin. J'aurais pu m'enquiquiner mais je suivais parfaitement ses explications jusqu'au moment où elle nous a indiqué une manœuvre qui allait planter le système.
Quand elle m'a donné la parole, après avoir levé la main, je le lui ai fait remarquer.

Elle m'a envoyé sur les roses, m'expliquant qu'il ne fallait pas confondre enseignant et élève. La salle a murmuré, surprise de la réponse exagérée de la prof.
Ce qui m'attira un nouveau regard noir de sa part.

Quand la manip préconisée fut lancée et que le résultat prévu fut atteint la prof dût se rendre à l'évidence : l'ordinateur était bel et bien planté.
Pour ne pas perdre ce qui restait des deux heures de cours Madame Béret décida d'appeler l'autre prof de math, celui en charge de l'ordinateur et du club.
C'est là que j'ai commis l'erreur : j'ai relevé la main.

- Quoi encore ?
- Je peux le débloquer si vous voulez, il y en a pour deux minutes !
-

Putain, que n'avais-je pas dit là ! Elle me rentra dedans avec pertes et fracas !
La classe ne bougeait plus, personne ne comprenait sa rage !

Elle a fini sa diatribe virulente quand le prof salvateur est rentré. Ne sachant pas ce qu'il s'était passé et me voyant seul debout face à madame Béret il me dit :

- Mais TORRES, que faites-vous là ? Allez donc débloquer l'ordinateur !

Dans un silence de mort je passais derrière la machine et enchainais la série de commandes pour remettre l'engin sur pied. Et le prof de ressortir en disant à sa collègue : « Tu sauras que tu peux lui demander au lieu de me déranger ! »

A partir de là tout a changé et pour le reste de l'année scolaire :

- Madame Béret ne s'adressait à moi que sur le mode agressif, plusieurs copains de classe ont tenté de lui parler mais ça n'a fait qu'aggraver les choses.
- On n'a plus jamais remis les pieds en salle d'informatique.
- Mes notes se sont effondrées pour moyenner entre 5 et 7 même la fois où j'ai recopié mot pour mot le devoir de mon meilleur copain (le chouchou de madame Béret) et que lui avait rendu le mien sous son écriture. Il a eu 18 et moi 5. J'étais « la tête de Turc ».

Elle a poussé le bouchon très loin puisqu'elle est allée jusqu'à noter ceci sur mon livret scolaire, vous savez celui qu'on présentait au bac :

« M'a remis tout au long de l'année des devoirs incohérents, indignes d'un esprit structuré ».

Elle a donc exigé, pour mon passage en Terminale, un examen d'allemand (ma première langue, où je n'avais jamais rien compris aux déclinaisons).
Ce que le Proviseur a validé (malgré l'opposition active de mes profs de biologie et de physique).
Celui-ci a précisé, qu'en cas d'échec je serais déclaré apte à la « vie active »...
Preuve à l'appui, vous verrez !

La prof d'allemand était furieuse : c'est à elle qu'incombait la responsabilité de m'éjecter.
Aussi n'est-elle pas tombée dans le piège qui se refermait sur nous et a validé l'examen.

Quand je me suis finalement retrouvé en Terminale, Madame Béret est venue me trouver dans le préau, un jour, à la récré.
Je m'en rappelle comme si c'était hier, j'étais avec mon ami Éric.
Elle est donc venue me voir alors que je n'étais plus dans sa classe et elle m'a dit, les yeux dans les yeux :

- Vous savez TORRES, vous êtes intelligent. Pour preuve : quand vous traversez la route, vous ne vous faites pas écraser.

Heureusement qu'Éric m'a retenu et qu'il m'a m'éloigné d'elle, car j'avais des idées de « *proficide* ».

Et puis j'ai obtenu mon bac.
Oh, de justesse, avec un 10.1 de moyenne et grâce aux matières scientifiques et plus particulièrement avec un 15 en math.
15, le nombre du SAMU...

Alors j'ai fait médecine et même si j'ai dû redoubler ma première année, j'ai été sélectionné.
J'ai même fini major en math en deuxième année !
« Indigne d'un esprit logique » comme résultat non ?

A partir de maintenant l'histoire est tirée de mon imagination et plus de mes souvenirs, sauf les documents qui sont tirés de mes archives.

J'ai souvent rêvé que je partais en intervention pour sauver Madame Béret d'une détresse vitale.
Que je me battais avec mon équipe comme un beau diable pour lui sauver la vie.
Et que quelques jours plus tard, j'allais la voir, tirée d'affaire, dans son lit d'hôpital.
Je lui aurais remis une grande enveloppe avec trois documents :

- *Une copie de mon livret scolaire.*

- *Une copie de mon Doctorat en Médecine.*
- *Un petit mot…*

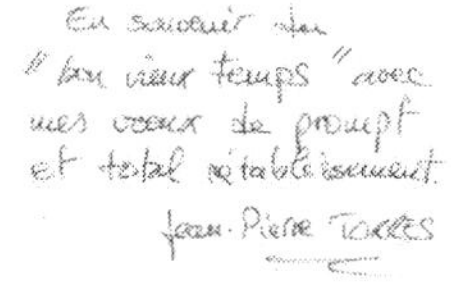

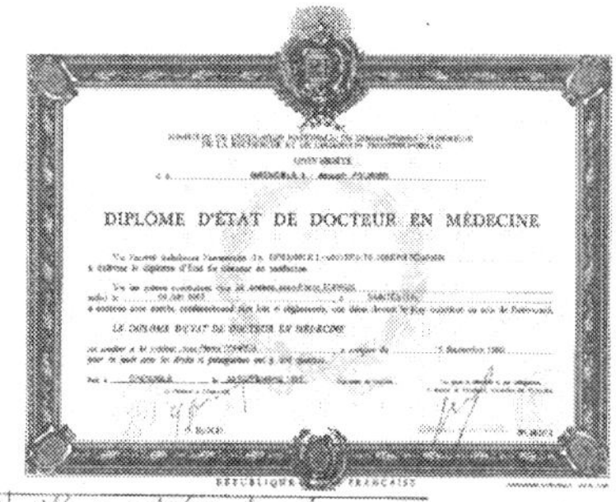

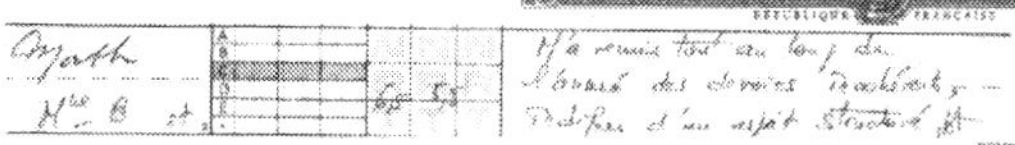

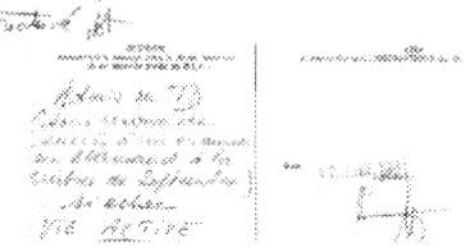

Je voudrais rappeler à ceux des enseignants qui l'ont oublié que, comme les soignants, ils ont des vies entre les mains. Alors vous aussi, quand vous prenez une décision, n'oubliez jamais ce qu'il en dépend.

J'en veux beaucoup à Madame BERET, qui par petitesse, voulait m'éliminer.

Et ce d'autant plus que, quelques années après, un Maître de la Faculté, m'a enseigné que "face à la santé et à la sécurité du patient, il n'y a pas de place pour l'amour propre".

A contrario je me dois de remercier solennellement d'autres enseignants.

Je vais en nommer un seul par niveau jusqu'au baccalauréat :

- *Madame FORONI, ma Maîtresse, de l'école primaire Marcel DAVID à Echirolles, que j'ai eu en CE1 et CE2 et qui a bien voulu relire et corriger ce manuscrit,*

- *Monsieur COURRIER, professeur de lettres, loin d'être timbré, du collège Pablo PICASSO à Echirolles, qui le premier m'a appelé "Docteur" en me faisant aimer Mauprat, de George SAND,*

- *Madame LALANDE, professeur de sciences naturelles, du lycée des Eaux-Claires à Grenoble, qui bec et ongles, contre Madame BERET, m'a défendu.*

Quant à ceux de la Faculté de Médecine et du CHU de Grenoble, ils sont si nombreux que je ne pourrai les citer tous sans en vexer autant.

Dix petites perles... ou plus !

1. « Langue appliquée » ou « En mai, fais ce qu'il te plait... »

Il a 63 ans et parle une langue d'Europe du nord, moi je ne parle qu'une du sud et nous n'en partageons aucune (heureusement me direz-vous quand vous connaîtrez toute l'histoire).

Quelques mots communs tout au plus (un ou deux d'anglais, guère plus de français) pour qu'il me narre ses maux.

Il se lance et me montre sa bouche, écarte les lèvres, puis les mâchoires et du doigt me fait comprendre que tout y passe : gencives, langue, palais et voile, lèvres et joues muqueuses.

Il fait du bruit (« pshhitt »), secoue les mains et globule des yeux (« globuler des yeux », parfaitement monsieur, verbe du premier groupe, exactement!).

Je traduis « ça brûle ».

Je ne sais s'il comprend (en un mot) mais il opine (un seul mot toujours) du chef, globulant de plus belle.

Je jette un œil (non globuleux voyons ! il suffit : c'est le mien !) et constate l'énanthème sans le moindre anathème. Enanthème circonscrivant (« circonscrivant » pas « circoncisant », ne me poussez pas à bout) un muguet florissant.

Mais un muguet, quoi de plus normal, en ce début mai !

Et tout à coup revoilà mon bon monsieur qui repart dans une diatribe endiablée.

Plaquant ses deux mains jointes (aux pouces et aux index) sur son entrejambe il ouvre grand la bouche (ce doit-être une habitude chez lui) et donne des grands coups de langue, lapant le vide avec application et un bruitage éloquent (« sluurp »).

Dès lors le doute m'habite.

Dois-je comprendre ?

Et lui, devinant que je comprends mal, globule à outrance, referme la bouche, hésite, réfléchis, et se lance.

Faux départ. Il se regroupe à nouveau et contrôle *in extremis* (désolé, je n'ai pas pu m'en empêcher) un bégaiement.

Du sommet des lèvres réunies il lâche brutalement un nouveau mot.

Et en français cette fois : oui m'dame.

« Clitoris » ! (clitoris sied à toutes les langues comme chacun sait)

Et là tout s'emboite. J'ose le dire !

De la langue c'est finalement un clitoris qu'il titilla et d'une mycose que sa doucereuse (douce heureuse si vous préférez) lui con céda! Quel Candide ! Mais le Candide ose !

Le diagnostic fait, l'ordonnance rédigée, il ne me restait plus qu'à lui expliquer qu'il allait devoir faire couler le gel guérisseur dans la bouche, le garder plusieurs minutes en s'en gargarisant largement (je vous passe le bruitage) avant de l'avaler.

Mais plutôt que de le narrer, je vais vous laisser l'imaginer... et moi –enfin- me marrer !

2. Colchique dans les près...

La colchique est une très belle fleur mais son infusion est mortelle. Pourtant une toute petite quantité, bien mesurée, guérit la goutte cette maladie due à un autre terrible poison : une nourriture trop riche à l'origine d'une hyperuricémie.

La digitale pourpre est une autre très belle fleur. Son utilisation à toute petite dose permet de rendre plus supportable un trouble du rythme cardiaque potentiellement mortel (la fibrillation auriculaire).

« Tout est poison, rien n'est poison, ce qui fait le poison c'est la dose », vieil adage médical signé Paracelse (1493-1541).

A propos d'adages : la première leçon et la devise des médecins de la Rome Antique est « Primum non nocere » (Premièrement, ne pas nuire).

Alors la médecine moderne est basée sur le rapport bénéfice/risque.

C'est la difficulté et le rôle des prescripteurs que de choisir quel geste, quel traitement (médicamenteux ou non) il doit choisir afin d'apporter le maximum de bonnes choses à son patient en lui faisant prendre un minimum de risques (et il sait qu'il lui en fait prendre à chaque fois). Parfois la décision est très difficile : chez le patient polypathologique quand tel médicament va aider sur tel point et nuire sur tel autre...

C'est pour cela que l'automédication (ou pire : la « médication par son voisin d'en face » qui ne vous connait pas et ne connait pas tout de ce qu'il vous conseille de prendre) n'est pas sans risque.

Alors oui ! Les « inhibiteurs de la pompe à protons » comme le médicament cité plus haut sont « dangereux » mais l'ulcère de l'estomac l'est aussi quand il se cancérise ou qu'il se perfore.

Comme la digitale pourpre et la colchicine mal utilisées provoquent une grave maladie : la mort.

Comme tous les médicaments de la pharmacopée s'ils sont mal utilisés.

Alors faites confiance à votre prescripteur : de ce savoir il a fait son métier.

3. Le retour !

Le mec se pointe 2 ans après sa première consultation. Entre temps, moi, j'ai vu... quoi ? 10000 patients ?

« Bonjour, c'est exactement comme la dernière fois !»...me lance-t-il du milieu de la salle d'attente.
« ... » je rétorque, le sourcil circonflexe,.
« Vous ne vous souvenez pas ? » s'éberlue-t-il !
« Ben, si vous me dites quelle était la couleur de ma chemise ce jour-là, je suis sûr que ça va me revenir..., »
Et ça je le lui lance, les yeux dans les yeux, agrémenté de mon plus beau sourire mystico-gélatineux.

J'ai toujours aimé ce moment où le visage se métamorphose passant de l'incrédulité, à l'étonnement et, dans un éclair d'intelligence radieuse, à la compréhension.
Pour finir par un rire franc et massif !

Pour ma part, j'ai beau essayer à chaque fois de ne rien laisser paraître, je sais que mes yeux, au moins, me trahissent...

4. Sale temps !

Interrogation surprise à propos de la durée de la symptomatologie.

Classez par ordre croissant de durée :

A - Longtemps
B - Un moment
C - Un certain temps
D - Bien longtemps
E - Pas mal de temps
F - Oh là là, un bon moment !!!
G - Des années
H - Rhôôôô ! Longtemps !

Justifiez votre réponse.

Vous avez... un bon bout d'temps.

5. Tiramisu

- Vous savez Docteur, ça m'a vite guéri de la grippe le Tiramisu !
- Le Tamiflu Monsieur Dupont, le Tamiflu...

6. Valtarzan

- Vous savez Docteur, le Valtarzan : on n'en trouve plus!
- Le Valsartan Madame Jeanne, le Valsartan...

7. Le loup

- Bonjour Madame S... (86 ans). Vous êtes belle ainsi toute de rouge vêtue : béret, écharpe, capeline,... On dirait le petit Chaperon Rouge.
- Et bien c'est fait exprès Docteur : au moins on me regarde. Ça fait longtemps qu'on ne me regarde plus...
- Et le loup Madame S... (toujours 86 ans) vous l'avez vu, le loup ?
- Ah non Docteur, celui-là ça fait bien longtemps que je ne l'ai pas vu...

8. Déci...mètre

- Vous vous rendez compte Docteur ?
- ... ?
- Ben oui ! Quand je pense à tous ces kilomètres que

Popol m'a fait faire quand on était jeunes et que maintenant il n'est même plus capable de faire dix centimètres pour moi !
- ... !

9. Verre de gris

Les cathéters sont utilisés par les soignants pour poser des perfusions.
Il en existe de différentes tailles comme pour tout ce qui touche à l'anatomie...
Encore que, parfois, quand on touche à l'anatomie, la taille change...
Pour que ce soit plus simple, on leur a attribué des couleurs...
Christian m'a rappelé une intervention sur un patient accidenté, plus qu'éméché, que j'allais perfuser avec son aide :

Christian me demandant : "Tu veux un vert ?"

Le patient me coupant l'herbe sous les pieds : "Ah ouais ! Moi aussi !"

10. Alzheimer versus Parkinson

"Docteur, vous savez avec mon Parkinson... il m'arrive parfois de renverser un peu de vin...
Mais avec Alzheimer... je serais encore en train de chercher la bouteille."
Dixit Madame X, 85 ans, les yeux pétillants de malice (enfin je crois).
Elle l'avait peut-être entendu à la radio mais j'ai bien aimé cette vision optimiste et moderne du verre plein"...
Et sa coquine narration !

11. Rêves secrets

Elle en prenait depuis des années.
Impossible de dormir sans ses pilules damnées.

On a mis plus d'un an à l'en sevrer.
Mais elle a fini par le retrouver son sommeil naturel, sans adjuvant.

Après quelques mois je lui ai demandé :

- Alors Madame C.... Dormez-vous toujours aussi bien ?

Alors son beau visage fripé s'est tout éclairé, il faut dire qu'elle a 94 années :

- Ô Docteur, comme une pucelle !
  Et je rêve aussi.
  Ça ne m'était pas arrivé depuis une éternité.
  Et des rêves Docteur, des rêves...

12. Respect

Vous savez ce qui me gonflait le plus pendant toutes ces années ?
Le truc qui me faisait passer le compte-tours du ralenti en zone rouge en moins de temps qu'il n'en faut pour l'écrire ?
Vous ne voyez pas ?

C'est quand nous arrivions dans un service d'accueil, ramenant un patient allongé, équipé, soulagé et que j'entendais :

- C'est quoi ça ?

Que cela vienne d'un interne, d'un infirmier, d'un professeur ou d'un brancardier, qu'importe ça avait le don de m'exaspérer.

Alors, après avoir salué, je désignais en les nommant :

- Bonjour. Ceci est un brancard, ça un scope, ici une perfusion, la bouteille d'oxygène…

On pouvait sentir la température ambiante s'effondrer et la mienne culminer au fur et à mesure que ma voix durcissait.
Je terminais, le regard planté cette fois dans les yeux de mon interlocuteur, puis j'estoquais :

- … moins que vous ne vouliez parler de cette dame, allongée là avec sa fracture ouverte du tibia et du péroné… ?

13. Leçon

Réguler c'est très compliqué.
Non je ne vais pas vous l'expliquer ici, c'est pour un chapitre après.

Il faut de longues années pour bien réguler.
Un régulateur, un vrai, un bon, il faudrait le bichonner.
L'administration devrait même l'augmenter tant son expertise est précieuse. Quand je pense à tous ceux qui, épuisés, ont abandonné…
Mais là n'est pas le sujet.

J'étais un des plus jeunes du service, peut-être même encore interne.
Je ne me rappelle plus de quelle situation tarabiscotée il s'agissait mais je ne savais pas quoi décider.
Alors, comme le patron nous l'avait conseillé, je l'ai fait appeler et lui ai demandé.

Je me revois assis face à l'écran, relisant mes notes de régulation, tout en lui expliquant.
Il a patiemment écouté l'imbroglio qui me taraudait.
Puis il m'a demandé :

-Si c'était votre frère, que feriez-vous ?

Evidemment, vu sous cet angle j'ai trouvé et quand je me suis retourné pour le lui annoncer...

... il avait déjà filé.

Je ne lui ai plus jamais demandé, mais j'ai quand même pu le remercier...

14. Après l'accident...

J'ai mis des années à comprendre pourquoi les gens exprimaient rarement leur reconnaissance.
Bien sûr certains se manifestent mais bon nombre ne donne pas signe de vie, même après qu'on leur la ait sauvée.
J'ai toujours pensé que si ça m'arrivait je retrouverai l'équipe qui m'a ramené.

Et puis un jour j'ai compris.

D'abord l'intervention en SMUR reste de courte durée par rapport à l'hospitalisation qui suit.
Ensuite parce que le patient n'est pas en état de se rendre compte de ce qu'il s'est passé.
Et enfin, je pense que, quand on va vu la Grande faucheuse de près, même s'il y avait des gens pour vous en éloignez, vous n'avez pas envie de vous le remémorer.
Alors autant ne pas regarder le passé et reprendre sa vie là où on l'a la laissée...

15. Cas clinique

Enoncé :

Vous êtes au volant de votre véhicule, vous sortez d'une agglomération et prenez une route départementale.

Comme chacun sait, votre vitesse est limitée à 90 km/h.

Cinquante mètres et un virage plus loin vous rattrapez une file de véhicules qui roulent entre 60 et 70 km/h !

Un terrible sentiment de « déjà vu » vous envahit et pour cause...

Prenant votre mal en patience vous imaginez pouvoir doubler six ou sept kilomètres plus loin dans la zone aménagée pour cela.

Au fil du temps vous remarquez que la dizaine de voitures qui vous précède est bloquée par un véhicule que nous appellerons, par souci de clarification, « La Coquille Saint-Jacques ».

Obstinément sourde et aveugle au pataquès qu'elle provoque, elle file à son allure alors que techniquement rien ne l'empêche de prendre 20 à 30 km/h de plus.

Quelques milliers d'années plus tard le chaleureux convoi, qui s'est considérablement allongé comme le révèle votre rétroviseur, se rapproche de la zone de dépassement. Évidement parmi les véhicules qui vous précèdent, il en est un ou deux dont la reprise laisse à désirer mais qui s'engagent, sans se soucier de ceux qui suivent et qui pourraient dépasser sans problème.

Et là le doute vous envahit.

« La Coquille Saint-Jacques » s'est mise à accélérer, ragaillardie par la voie qui s'élargit et la belle ligne droite qui se profile!

Les véhicules devant vous en voie de gauche « psychotent », « merdoient », la fin de zone arrive, « La Coquille Saint-Jacques » aussi, et vous vous retrouvez en troisième position sans avoir réussi à doubler.

Rage, haine et onomatopées !

« La Coquille Saint-Jacques » retrouve la voie unique et sa vitesse de 62 km/h.
Vous êtes encore sur la RD ! Le week-end ne peut toujours pas commencer.

Deuxième épisode : on prend les mêmes et on recommence.

Il vous faut attendre sept nouveaux kilomètres avant la prochaine zone de dépassement.
Au loin, les feux rouges des veinards s'éloignent, frétillants de joie.

Quelques autres milliers d'années plus tard le chaleureux convoi, qui s'est encore considérablement allongé (dixit votre rétroviseur), se rapproche de la nouvelle zone de dépassement.

Les deux voitures et « La Coquille Saint-Jacques » s'éparpillent devant vous et tout ce beau monde accélère à 110 km/h en un synchronisme parfait.
Ils se connaissent ?

Au terme d'un terriblement long suspense (et au prix d'une adrénalinémie au plafond) les deux véhicules devant-vous dépassent « La Coquille Saint-Jacques » et se rangent enfin à droite.

La voie est libre et vous accélérerez en priant pour que les hommes en bleu ne soient pas à l'affut derrière leurs drôles de jumelles car la fin de zone approche, une file vous talonne, votre patience est à bout et votre Coyote envoie à votre cerveau un signal strident que vous avez délibérément décidé d'ignorer.

Question :

A propos du conducteur de « La Coquille Saint-Jacques » :

Quel diagnostic évoquez-vous ?

Vous avez... trois lettres !

Chaînons manquants

La chaîne de survie.
Savez-vous ce que c'est ?
Non ?
Alors je vais vous l'expliquer.

La chaîne de survie compte quatre maillons sans lesquels personne ne peut survivre à un arrêt. Un arrêt cardiaque s'entend, pas un arrêt de bus.

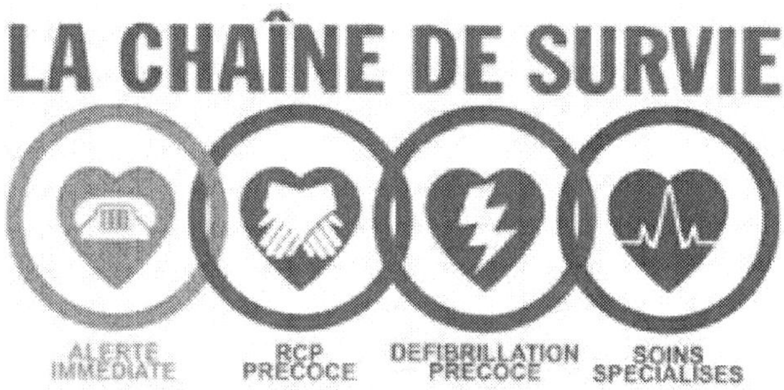

Le quatrième maillon c'est le SAMU, les soins spécialisés.

Heureusement qu'ils sont là pour sauver des vies me direz-vous!
Ce à quoi je vous répondrais que c'est une ânerie.
Vous en doutez ? Je vais le démontrer.

Oh... Ils sont bien équipés avec du matériel sophistiqué et onéreux, ils ont les compétences et même plein d'expérience.

Et après ? C'est leur métier et c'est à ça qu'ils sont formés !

Le SAMU, c'est juste le maillon le mieux armé.

Le troisième maillon c'est le défibrillateur.

Vous savez cet appareil qui délivre une décharge électrique quand le cœur se met à fibriller.

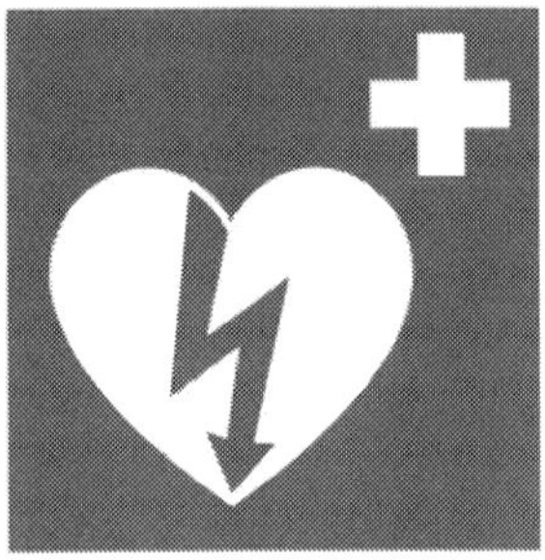

Fibriller ? Qu'est-ce que c'est ?
C'est quand chacune des fibres musculaires de votre cœur décide de s'isoler, de ne plus, avec ses copines, se synchroniser.
Un peu comme un orchestre dont le chef ne serait pas écouté et où chaque musicien, dans son coin, œuvrerait.
Vous imaginez le son généré ?
Ce serait un beau merdier d'une belle inefficacité.
Et bien pour le cœur c'est pareil.
Alors il faut remettre tout ce beau monde au diapason et demander aux fibres musculaires de se resynchroniser. Une bonne décharge électrique, ça le fait !
Alors aujourd'hui il y a des appareils qui savent le faire, qui savent détecter et traiter.
Ils parlent même et vous disent comment procéder...
Quand sur le bouton il faut appuyer.
Alors on en a mis à chaque coin de rue et votre smartphone peut vous les indiquer.
On en a mis chez les pompiers et dans les ambulances privées.

On lui a même fait un beau logo vert : vous le reconnaissez ?

Le défibrillateur, est devenu un maillon fort, avant il n'était réservé qu'aux médecins expérimentés.

Le deuxième maillon c'est le massage.

Oh pas thaïlandais ! Non, non : le massage cardiaque.

Les pompiers sont bien formés, les ambulanciers aussi, les équipiers secouristes tout pareillement.

Dès qu'ils sont là ils vont masser, défibriller et attendre le SAMU qui va « tout régler ».
Mais, je répète, pour ce dernier, c'est son métier.
Mais il faut que les secours spécialisés soient là très vite car le temps est compté pour celui qui s'est effondré.
Sans circulation en quelques minutes le cerveau est carbonisé et le patient décédé.
Encore un certificat de décès, la façon habituelle pour le SAMU de « tout régler » car trop tard il est arrivé.
Quand le patient s'effondre c'est là qu'il y a urgence car tout de suite il faut masser jusqu'à ce que ces gens bien entraînés finissent par se pointer.

Ce massage : c'est trop souvent le maillon manquant !

Le premier maillon c'est l'alerte.

Car si vous voulez voir les secours se pointer : il faut les alerter et vous localiser.
C'est devenu plus facile avec les smartphones et leurs applications sophistiquées mais connaissez-vous les numéros à appeler ?
Entre le 15, le 17, le 18, le 112 et même le 114 pour les malentendants : saurez- vous vous y retrouver ?

Quand votre enfant, votre conjoint, votre parent, votre voisin ou le gars d'à côté sera en train de succomber ?
Vous croyez vraiment pouvoir y arriver ?
Vous qui n'y avez jamais été confronté ?
Et vous saurez le masser efficacement en attendant des renforts ?
Dans la panique de cet imminent décès ?

Moi je vous le dis, car des certificats de décès j'en ai signé tout un paquet !
Non, non et non vous ne saurez pas les aider !
Oui vous les verrez mourir !

Et toute votre vie vous le regretterez, peut-être même ne pourrez-vous jamais le supporter.
Cette alerte, c'est le maillon faible.

Tout ça pour une journée.
Une toute petite journée de votre vie !
Une minuscule journée passée à vous former pour d'autres vies sauver!

Alors lâchez ce livre !
Trouvez une association de secouristes prête à vous former.
Lâchez quelques maigres billets pour les aider à continuer et....
... de faible ou de manquant...
...faites de ces deux derniers maillons...
... les plus forts des quatre !

Car ce n'est pas nous, dans nos belles ambulances rouges ou blanches, dans nos hélicoptères tournoyants, qui sauvons des vies...

...C'est vous !

Bonus en trois actes

Prologue

Vous l'avez vu, tout au long de ma carrière, quand un truc devait se crasher, c'était souvent sur mes pieds.
Ça a commencé très tôt.
Ce jour-là c'était un hélico.
Un gros, de l'armée.
Avec treize « personnels » à bord, comme disaient les gradés.
Un puma, ce n'est pas un nom d'oiseau
Ça ne vole pas ces bêtes-là, ça nage, et encore...

Introduction

Scène 1 : au commencement...

La première fois que j'ai mis les pieds à l'hôpital, de l'autre côté de la blouse blanche, j'étais en troisième année.
On nous avait collé un tuteur qui devait nous apprendre à nous comporter.
On était douze, on nous avait collé une courte veste blanche et l'assistant qui nous gérait attendait
Troisième étage, service mythique pour des apprentis docteurs : la réa médicale. La Réa 3.
Le fief d'un professeur que tout le monde craignait.
Ou vous étiez à la hauteur, ou vous en preniez plein les dents.
Et comme la barre était haute, vous regrettiez très vite de ne pas avoir fait « dentaire ».

L'assistant nous a fait entrer dans une chambre où tout avait été organisé.
Le patient « décurarisé » touchait son lit de la tête et des pieds avec tout son corps arquebouté.
On aurait pu croire qu'on tournait un *remake* de « l'Exorciste ».

L'assistant a demandé :

- Qu'est-ce qu'il a ?
- Un tétanos, me suis-je entendu répondre.

J'ai senti sa tête se tourner pour me regarder. Mes copains eux étaient... tétanisés.

- Pourquoi tu dis ça ?
- Il est en opisthotonos.

Et là c'est douze têtes qui m'ont regardé.

Il avait voulu nous impressionner, je les avais tous bluffés.
Mes collègues me regardaient comme si de l'enfer je revenais.
Pourtant, l'enfer, c'est le patient qui le vivait.

Oh rassurez-vous, il était endormi et ventilé, seuls les curares avaient été stoppés, le temps de la démonstration.
L'assistant a pris une seringue dans un plateau, l'a injecté au patient qui, bien sagement, s'est rallongé.

L'assistant s'est tourné vers moi et m'a demandé ce que je savais du tétanos.
A part que c'était mortel par paralysie des muscles respiratoires et que le vaccin en protégeait, j'avais exposé toute ma science sur le sujet.

Scène 2 : au véritable commencement...

Pour que vous compreniez bien, que j'ai toujours été « chat noir » comme on dit dans nos métiers, je vais vous raconter ma première journée d'externe.

Hôpital sud, celui construit pour les JO, service de gynéco-obstétrique, Professeur RACINET : un mec que j'ai adoré, un type que j'ai respecté, un Professeur qui m'a marqué, un Monsieur que j'appellerai après « Cher Maître ».

Des sept étudiants, j'étais le plus jeune : en quatrième année.
Privilège des anciens, ils choisissaient les premiers les postes à occuper.
On changeait toutes les semaines, mais en salle d'accouchement ils ne voulaient pas tout de suite aller. Alors j'y suis allé...

Je vous livre ma journée, dans l'ordre :

1. Césarienne : quand je suis entré, empêtré dans mon sarrau et mes gants stériles l'obstétricien m'a dit « C'est toi l'externe ? ». J'ai hoché la tête : il était assis sur un tabouret et à côté je voyais un gros ventre gonflé. Une tête s'est levée : celle de la dame à qui le ventre appartenait. Le chirurgien s'est redressé et d'un grand geste il a césarisé. L'anesthésiste s'est levé et m'a dit : « Tu peux approcher ! » Le chirurgien lui était déjà en train d'extraire le bébé. Moi j'étais appuyé à la porte d'entrée : je craignais qu'elle ne tombe ! Quand tout fut terminé et que je fus remis, le gynéco m'a demandé de le suivre dans la pièce d'à côté.
2. Accouchement de jumeaux par voie basse : la femme hurlait, car elle avait refusé la péridurale. Je venais de piger : c'est pour ça que la dame d'avant n'avait pas bougé. Celle-ci voulait vivre son accouchement comme au bon vieux temps... Elle a dû le regretter : les bébés étaient balèzes et au forceps le gynéco y est allé. Le premier il l'a filé au pédiatre,

le second il me l'a collé dans les pattes. Comme ça, sans prévenir. Entre le fait qu'il était tout gluant et que moi j'avais des gants, j'ai bien failli le faire tomber. Alors contre moi je l'ai plaqué avant d'aller le déposer. Quand tout fut terminé et que je fus remis, le gynéco m'a demandé de le suivre dans la pièce d'à côté.

3. Accouchement par voie basse, d'un bébé unique sous péridurale : le toubib me dit « Voilà, normalement c'est comme ça que ça se passe, t'es un petit veinard toi ! ». Je n'ai pas osé exprimer que nos avis divergeaient. Alors il l'a examinée et s'est tourné vers moi : « Ça se présente très bien, c'est toi qui vas l'accoucher ». J'ai eu beau me retourner : il n'y avait personne d'autre que moi à qui il aurait pu s'adresser. Et me voilà installé, entre les jambes écartées et me mettant à chanter avec le gynéco motivé un refrain à trois mots « Poussez, poussez, poussez ! » Et tout le monde de haleter... Alors le bébé est sorti, je n'ai eu qu'à le récupérer. Si pour la dame c'était le quatrième, pour moi c'était le deuxième et je l'ai bien attrapé. C'est vrai que maintenant j'avais du métier ! Quand tout fut terminé et que je fus remis, le gynéco m'a demandé de le suivre dans la pièce d'à côté.

On est passé au vestiaire et le doc s'est déshabillé. La demi-journée était déjà terminée alors que ça ne faisait que dix minutes, selon moi, qu'elle avait commencé ! On est allé au réfectoire et il m'a dit : « On mange vite et on file au bloc, le patron va faire un truc dont même certains gynécos ignorent l'existence ». Je n'ai pas osé lui dire que pour moi c'était terminé. Que l'après-midi se passait à la fac, en cours, dans un amphithéâtre. Alors je suis resté car si l'excitation l'agitait, moi c'est la curiosité qui me motivait.

4. Césarienne vaginale, jumeaux, 32 semaines d'aménorrhée. Quand on est entrés dans le bloc, stérilement vêtus, tout le service y était déjà rassemblé. Les gynécos, les internes, les sages-femmes, les élèves et deux pédiatres et leurs puéricultrices. Comme on était au complet le *boss* a officié : par le vagin il est passé pour fendre l'utérus. Il a pris un bébé dans chacune de ses mains. En fait c'était plutôt ça avoir du métier. Les assistants ont clampé et coupé les cordons et le patron a amené les bébés inanimés sur les tables de réa pédiatriques. Il est retourné recoudre la maman pendant que les néonataologues réanimaient les enfants. Car c'est de ça dont il s'agissait : sauver la mère et ses bébés. Ils y sont arrivés. Moi j'ai regardé les pédiatres officier et j'ai été subjugué : je ne savais pas que quelques années après, comme eux je ferai. Quand tout fut terminé et que je fus remis, le gynéco m'a demandé de le suivre dans la pièce d'à côté...

Voilà, c'était ma première journée, et quand j'ai raconté ça à ma moitié je me suis demandé si je n'avais pas rêvé. Et si, tous les jours, ça se passerait ainsi...

Scène 3 : l'heure du service militaire...

Quelques années plus tard j'étais affecté pour une année à Breisach.
Forces Françaises en Allemagne.
C'était fin 90 et mon fils avait 8 mois.
Pas cool de laisser femme et enfant mais pas le choix, c'était la fin des reports, il fallait y aller.
En plus c'était la guerre.
La première du Golfe.
J'ai même failli partir mais le Ministre de la Défense, Jean-Pierre CHEVENEMENT, au tout dernier moment en a décidé autrement : « pas d'appelés ». Alors en Allemagne je suis resté.

Ça a commencé fort.

En janvier 91, un camion chargé de 14 militaires, en panne sur la bande d'arrêt d'urgence, avait été percuté par un 35 tonnes. Les appelés dans la ridelle se sont retrouvés en vrac dans le champ enneigé. Le chef de bord s'était explosé le crâne sur le pare-brise et le conducteur avait le thorax défoncé par le volant de son véhicule. J'étais seul à gérer trois urgences vitales, à deux heures du matin, sur un bord d'autoroute, dans la neige et le froid : le pied!
J'ai fait ce que j'ai pu jusqu'à ce qu'un convoi de secours allemand arrive, illumine la place comme en plein jour et prenne le relais. Ils les ont tous sauvés.

Ça a continué à peine moins fort.

Je m'étais pris la tête avec un sergent.
Pas un appelé, un vrai.
J'avais dû lui arracher sa bande patronymique pour l'arrêter.
Il filait des coups de pieds à un jeune appelé pour qu'il se relève et termine sa marche commando. Moi je l'avais vu s'effondrer en mode « poupée de chiffon ». Le sergent a failli m'en coller une, mais il a vu mon galon d'officier.
Celui d'aspirant tout de bordeaux ourlé.
Il a ravalé sa rage et s'est mis écumant au garde à vous.
C'est mon capitaine qui s'en est occupé.
Moi j'ai géré le gamin, 17 ans : perfusion, intubation... la totale.
Et puis on l'a refroidi avant de l'évacuer illico en hélico.
Il s'en est sorti. Par miracle. Une hyperthermie maligne d'effort, en général ça ne pardonne pas.

Pour ces deux faits, on m'a remis une lettre de félicitations du Général de Corps d'Armée.
En toute cérémonie... Sur la place d'armes... A un appelé...

Mais ce n'était pas fini.

Je ne vous raconte pas le défenestré et cet autre appelé qui s'est crashé en voiture contre le mur de l'église du village...

Je sais que vous languissez alors j'en reviens à cet hélico qui s'est crashé...

Acte 1 : 6 juin 1991

Je suis en charge de médicaliser l'exercice.
On est en stage commando, le premier de l'été.

On a fait venir un PUMA : il récupère huit gars qui doivent sauter dans un bras mort du Rhin.
Les premiers sautent de 3 ou 4 mètres mais au fur et à mesure que l'hélico s'allège et monte, les derniers sautent de plus haut.
Deux « officiers largueurs » veillent au grain.
Les pilotes surveillent une tyrolienne à proximité. Un long câble d'acier qu'ils ne doivent pas percuter.
L'exercice demande rigueur et concentration. Pilote, copilote en places avant et le navigateur juste derrière, sont aux aguets.

De mon côté ça se passe plutôt bien.
La routine.
Deux luxations d'épaules que je réduis sur place et que j'évacue.
Et puis une plaie de cuisse, évitant le Scarpa.
Les plongeurs ont cherché l'objet du délit mais l'eau était trouble...
Alors on s'est un peu déplacés et plus rien ne s'est passé.
Après plus de trente rotations, le commandant est venu me voir et m'a lancé avec son bel accent du sud-ouest :

- Allez viens toubib, c'est à notre tour de jouer.

Bien sûr que j'avais envie d'y aller.
Les « parcours du risque » du centre commando, je les connaissais par cœur.

Sauter d'un hélico, ça, je ne l'avais jamais fait.
Mais j'avais un pressentiment et je lui ai dit.

- Mon commandant, j'ai eu trois blessés. Si on va là-bas pour embarquer qui va assurer la sécurité ?

Il ne réfléchit qu'un instant et répondit :

- Tu as raison toubib, on peut attendre que tous les appelés aient sauté. On n'est pas à cinq minutes près...

C'est justement cinq minutes après que l'hélico s'est crashé.
Si on avait suivi le plan du commandant on aurait été à deux bornes de là, au point d'embarquement.

Pendant l'approche on perdit le PUMA de vue.
Il survola le Rhin, là-bas, derrière les arbres.
Il se présenta ensuite sur le bras mort pour se positionner et larguer les militaires en gilets de sauvetage. Regardez sur une carte de Breisach, vous verrez.
On ne l'a pas vu mais on l'a entendu.
Un grand « waouffff ! » quand les moteurs ont touché l'eau.
Et puis on a été mitraillés par trois fois : les fragments de pales brisées.

Je me suis relevé sans me rappeler m'être jeté à terre.
D'ailleurs on avait tous fait pareil.
J'ai hurlé à mes gars de foncer avec les ambulances et je suis parti au galop, arrivant le premier sur la berge.
J'ai juste vu la tête du rotor principal disparaître dans un grand remous.

Le Rhin était plein de gars en gilet orange, alors on les a sortis, assis dans l'herbe et je les ai comptés.
Le pilote derrière moi en faisant autant.
Arrivé au bout, il y en avait douze.
Alors le pilote est reparti dans l'autre sens et c'est moi qui l'ai suivi.
Douze de nouveau. Où était le treizième ?
Plus rien sur le Rhin : pas d'hélico, pas de militaire...
Attente...

Il est ressorti deux ou trois minutes après.
Je l'ai vu émerger, prendre une grande inspiration et dire un truc du genre « Binmerdalor ».
Il a nagé jusqu'au bord, on l'a aidé, assis et il a dit :

- Heureusement que je reviens du stage « plouf ».

Enfin je crois, moi, j'étais éberlué.

Ce type venait de se crasher en hélico, avait failli se noyer et parlait comme si de rien n'était.
Il s'appelait Fred, je l'ai appris des années après et il a ensuite enseigné à tout un tas de gars l'importance de ce stage de survie et de connaitre parfaitement sa machine.
Il aurait dû sortir par une des portes avant comme les pilotes mais l'eau l'avait entrainé vers l'arrière de sa machine. L'hélico en tombant par sept mètres de fond s'était retourné et lui ne savait plus où il était. En fait il a été projeté dans la queue, un cul-de-sac et il avait reconnu le câblage. Dans le noir total il l'avait suivi, comme une ligne de vie, jusqu'aux portes latérales et il était remonté.

Tout tenait du miracle.
Les huit appelés auraient pu être décapités une fois éjectés de l'hélico et avant que les pales n'explosent au contact de l'eau.
Les officiers largueurs étaient « vachés » à la machine : le premier a pu se détacher, le second, mousqueton bloqué, avait fait glisser de force son baudrier : c'était le seul blessé, brulé par le frottement.
Pilote et copilotes n'avaient rien : ils avaient attendu que les pales se brisent pour sortir par l'avant, chacun par sa porte.

J'ai fait monter tout le monde dans les ambulances et je les ai ramenés au centre d'entrainement commando à trois kilomètres de là. J'avais eu mon capitaine à la radio et mes consignes étaient de rester discrets.
Devant l'entrée, on était attendus : un véhicule floqué du nom du quotidien local.

Je suis descendu et me suis avancé vers la jeune femme qui m'a dit :

- Il y a un hélico qui s'est crashé, vous savez où c'est ?
- Je suis un des médecins, s'il y avait eu un accident vous croyez que je serais là, à discuter ? Allez voir dans le régiment de chars à côté, c'est peut-être là-bas que ça s'est passé...

Elle est remontée dans sa voiture et est passée à côté des deux ambulances bondées, sans même remarquer qu'elles raclaient le sol tant elles étaient chargées.
Je l'ai regardée s'éloigner et quand je me suis retourné, mon Capitaine était à mes côtés.
Il m'a fait un clin d'œil, m'en a collé une grande dans l'épaule, et m'a dit :

- Bien joué !

Evidement après, tout a été raconté mais sur le coup il ne fallait pas ébruiter : c'était au haut commandement d'expliquer, pas à nous...

On en a parlé toute la soirée.
Ce à quoi on avait échappé.
Le « Point d'eau », notre petit bar « secret » et bien nommé est resté bondé jusque tard dans la soirée.
Les gradés se racontaient et se racontaient encore tout ce à quoi on avait échappé...
Et ce n'était pas terminé, le lendemain on allait devoir récupérer le sous-marin...

Acte 2 : 7 juin 1991

Scène 1 : exfiltration

Mon capitaine avait décidé de me confier à nouveau la sécurisation de l'extraction de l'hélico.

Il avait posé une permission et partait dès la fin de la matinée pour un week-end prolongé.
Le médecin principal du régiment d'artillerie, un commandant si vous préférez, en faisait autant de son côté.
L'autre aspirant était en manœuvres depuis trois semaines avec les artilleurs et rentrerait directement chez lui : il habitait la région.
Bref, j'étais le seul médecin pour quatre jours et devenais ainsi « médecin chef de la place d'armes », moi simple aspirant...

Les ingénieurs du régiment voisin avaient tout calculé : le char n'arriverait pas à soulever la masse noyée, il fallait l'alléger avec de gros ballons.
Alors les plongeurs ont officié, fixé les ballons sur la carcasse et les ont gonflés au compresseur.
Les câbles se sont tendus et la manœuvre a commencé.

C'est là où j'ai commencé à m'inquiéter.
Il y avait du monde autour de la zone : des artilleurs, des commandos, des plongeurs, des gradés du régiment d'hélicos.
Et même quelques touristes et la journaliste qui boudait.
Les câbles se sont mis à hurler.
J'ai vu que le char peinait à tirer l'hélico hors de l'eau.
Ça clochait... et si les câbles se rompaient...

Alors je suis allé voir le commandant adjoint du centre : un lieutenant-colonel, coiffé à la Yul Brynner. Un ancien légionnaire, bourru mais sympa.
Je lui racontai que la veille on avait eu de la chance mais que si le câble lâchait, pour les têtes coupées ce serait vite réglé, mais pour les autres blessés, ce serait très compliqué.
J'étais le seul médecin, et mes « infirmiers » n'avaient que ce titre, pas le diplôme... Certains étaient plombiers et d'autres dans le BTP...

Alors mon colonel est allé voir son homologue, du camp des artilleurs.

Ils se sont tranquillement déplacés jusqu'à mon ambulance.
Et là, l'autre colonel m'a gentiment remis dans l'axe.

- Lieutenant, cette manœuvre, ce sont mes hommes qui la dirigent. Je ne me permettrais pas de vous expliquer votre boulot, alors occupez-vous de surveiller et nous, on va gérer.

Sur ce, il s'est barré mais mon chef est resté.
Je lui ai demandé l'autorisation de nous déplacer et d'un bref signe de tête il me l'a accordée.

Mes deux ambulances sont donc allées s'installer à 100 mètres de là, en toute sécurité.
On entendait encore les câbles se lamenter.

Au bout d'un moment on a vu le rotor sortir de l'eau, alors que les ballons auraient dû le précéder. Mais ils ne sont sortis que bien après.

Et puis les plongeurs ont plongé, il faut dire que c'est leur métier.
A grands coups de couteaux ils ont laminé les ballons qui, pleins non pas d'air mais d'eau, alourdissaient l'ensemble au lieu de l'alléger.
Du coup tout le monde s'est tu, câbles inclus et la carcasse de l'hélico a été posée, enfin, sur la rive.

Mes infirmiers ont voulu la ramener mais je leur ai dit de la fermer.

Il ne restait plus qu'à mettre l'hélico sur le porte-char, quand une estafette est arrivée.
Un jeune soldat en est sorti et les officiers m'ont pointé du doigt.
L'estafette est repartie et est venue jusqu'à moi.

Un jeune gars en est sorti, m'a salué et m'a demandé si j'étais bien le médecin-chef de la place.
Il s'attendait à plein de galons, je n'en avais qu'un, en pointillé.

Alors il m'a demandé de l'accompagner jusqu'au PC car il y avait un message urgent pour moi.
Comme la manip' n'était pas terminée il m'a fallu demander l'autorisation aux colonels qui ont haussé les épaules, comme s'ils n'étaient plus concernés...
Pendant le trajet, le jeune appelé m'a expliqué que le médecin des armées THOMAS, du camp de Mourmelon avait appelé et que je devais, dans les plus brefs délais, le recontacter.
C'est là que les choses se sont corsées...

Scène 2 : infiltration

Le capitaine THOMAS a été surpris quand je me suis présenté.
Il s'attendait à ce que ce soit un des médecins d'active qui répondrait.

Ils étaient tous les deux partis en week-end prolongé.
Je n'étais qu'aspirant et j'ai bien senti qu'il tiquait mais j'étais aussi « médecin-chef » le temps de quelques jours et il n'avait d'autre choix que de s'en accommoder.

Il m'a expliqué que les gars du régiment de chars voisin de ma garnison étaient en manœuvre depuis trois semaines et qu'ils venaient de partir pour rentrer à Breisach.
Mais qu'entre-temps la réanimation du CHU de Nancy l'avait appelé car un petit gars y avait été hospitalisé et qu'il souffrait d'une méningite à méningocoques.
Il allait d'ailleurs succomber...

Il me fallait donc identifier les sujets-contacts et mettre en route la prophylaxie.
Quand il eut fini de m'exposer les faits, il m'a demandé si je savais ce que j'avais à faire.
Je lui ai expliqué, que selon les directives de l'armée, je devais isoler toute la colonne, l'interroger et l'examiner.

Ça représentait plusieurs dizaines de soldats, de sous-officiers et d'officiers.
Les premiers devaient partir en permission le lendemain, les derniers voulaient voir leurs gosses et surtout leurs épouses car après trois semaines à tirer au canon...

Avant de raccrocher, il m'a souhaité bonne chance.
Ce n'est qu'après que j'ai compris pourquoi...

Puisque j'étais sur place, je suis allé directement demander audience auprès du chef de corps concerné.
C'était mon copain qui gérait l'extraction de l'hélico...

Quand il m'a dit d'entrer dans son bureau, j'ai eu beau saluer le drapeau de son régiment et le saluer respectueusement, il est resté concentré sur ce qu'il lisait.

Ce n'est qu'après un bon moment qu'il m'a dit qu'il m'écoutait.

Je lui ai exposé les faits passés et à venir, m'attardant sur la quarantaine et la vaccination à organiser.
Il n'a pas daigné bouger.
Je me suis même demandé s'il m'entendait...

Ce n'est que quand j'ai eu terminé que ça s'est mis à chauffer.
La température s'est effondrée.
Mais j'ai senti la sueur perler.
Son regard bleu-acier s'est levé, glacé il m'a foudroyé.
Puis il m'a *pearlharborisé* !
Et il m'a *hiroshimatisé* !

- Putain ! Et vous croyez qu'un merdeux d'aspirant comme vous va me donner des ordres, à moi, dans mon propre régiment !

S'en est suivie une envolée lyrique où les noms d'oiseaux ont fusé.
Je n'en ai pas retenu un seul tant le langage était varié.

Quand il était lancé, le colonel artilleur, il montrait qu'il connaissait son métier.
Quand la canonnade a cessé il n'était même pas essoufflé.
Moi, par contre, je l'étais car j'avais tenu en apnée.

Alors il m'a viré non pas *manu militari* mais *militari* seulement.

J'ai fait claquer les talons, fait péter salut et demi-tour commandos dans les règles de l'art et suis sorti après avoir salué le drapeau.

Quand j'ai fermé la porte, il y avait deux capitaines.
Ils m'ont scruté de la tête aux pieds, probablement pour vérifier que j'étais encore entier.
Je les ai salués et ai filé, craignant le coup de grâce en descendant l'escalier.

Je vous le dis car on est entre nous, mais j'en ai pleuré de rage.

Je faisais ça pour protéger son armée et lui me traitait comme un gougnafier !

J'ai fait le grand tour, par le stade, c'était plus long mais ça me laissait du temps pour me remettre de mes émotions et contre-attaquer.

Je suis rentré à l'infirmerie de mon régiment et ai appelé mon supérieur à Fribourg. Le médecin en chef : un lieutenant-colonel si vous voulez...
Il était déjà informé par le capitaine THOMAS.

Je lui ai raconté mon altercation avec le chef de corps, évitant les préliminaires de notre histoire d'amour au bord du Rhin.
Il m'a rappelé que la fonction primant sur le grade, j'étais le patron en tant que « médecin chef de la place d'armes », jusqu'à ce qu'il arrive.
C'est-à-dire le lendemain.

Lui allait faire venir les vaccins de Marseille et des équipes soignantes de Lahr.
Moi je devais mettre en quarantaine tout le convoi qui arrivait...

Je n'y suis pas arrivé.
La seule chose qu'on m'a accordée c'est que les appelés soient isolés.
Les officiers et sous-officiers sont rentrés dans le régiment mais en attendant que je puisse les examiner ils sont allés embrasser leur familles de l'autre côté du grillage...
J'ai examiné tous les appelés, cherchant fièvre et signes méningés.
Certains cadres ont joué le jeu et j'ai pu faire ce qui m'était demandé.
Beaucoup ne se sont pas présentés, voire sont rentrés chez eux.

Acte 3 : 8 juin 1991

A une heure je me suis couché mais je n'ai pas dormi.
L'hélico et la peur d'avoir mal fait m'ont tenu éveillé.

Vers 6 heures le renfort médical est arrivé.
J'ai expliqué au médecin en chef, tout ce qu'il s'était passé.
Il n'a rien dit, se contentant de me fixer et d'acquiescer du chef.
Il avait dû se douter de quelque chose car il avait amené de quoi vacciner toute la place d'armes.

Soldats, cadres et familles, tout le monde y est passé.
Il a tout organisé, même si les gens fulminaient.
Ça a duré des heures, en fait toute la matinée.

Et quand il eut terminé on a tout vérifié, histoire d'être sûrs que tous étaient vaccinés. L'après-midi a filé.

Mais ce n'était pas terminé : la place d'armes était sous son contrôle, alors il a convoqué les officiers et sous-officiers des deux régiments dans le gymnase.
La nuit était déjà tombée, la leçon allait commencer.

Sur une estrade on est montés : lui et son bras droit, les chefs de corps, leurs adjoints....
Et alors il leur a expliqué, que ce jeune homme était mort et qu'ils étaient en danger.
Qu'ils auraient dû m'écouter et rester consignés.

Contre toute attente, il m'a félicité et m'a demandé de venir m'exprimer.
Je n'ai pas hésité longtemps avant d'oser.

Je les ai remerciés, pour leur coopération et leur efficacité, un discours bref et ironique mais qui m'a fait du bien.
Puis je suis descendu de l'estrade, ai traversé le gymnase et suis sorti le premier en claquant la porte derrière moi...

Dans l'armée, c'est le chef de corps qui doit sortir le premier.

J'ai erré entre les bâtiments, épuisé et soulagé.

Je suis allé au « Point d'eau » et me suis servi une bière.

Les cadres un à un sont arrivés.
Et ce qu'ils m'ont dit, jamais je ne l'oublierai...

Epilogue : 9 juin 1991

Le calme était retombé.
La garnison s'était vidée.
Ils profitaient du beau temps, des bords du Rhin et des anciennes carrières pour se baigner et se délasser.

Moi j'étais de garde mais il ne s'est rien passé : aucun appel.

Juste ma femme qui, de Grenoble, m'a téléphoné et m'a souhaité :

- Bon anniversaire mon chéri...

Dans la vie je me suis hâté d'être empressé.

Non, ce n'est pas ça, je recommence...

Dans la vie, je me suis empressé d'être athée...

...bien avant d'avoir lu Dawkins.

Brève autobiographie

Attention les lignes qui suivent sont amères, sachez-le.

J'étais tout petit ce jour-là.

Mon père m'avait emmené avec lui, centre-ville de Saintes où je suis né.

Je m'en rappelle partiellement : nous étions au bord du trottoir, prêts à traverser quand la voiture a heurté la tête de cet enfant, à peine plus grand que moi, qui avait surgi sur la route.

Je le vois s'envoler et hop c'est moi qui me retrouve en l'air, arraché du sol par mon père qui ne veut pas que je voie... ce que pourtant j'ai vu.

Il me sermonne : « tu ne diras pas ce qui s'est passé à la maison ».

Ce que je comprends c'est que l'ordre est formel et je devrai me taire.

Il est en colère.

Contre moi ? Contre lui ? D'avoir été là ? De ce qui s'est passé ?

C'est aussi à peu près à ce moment-là que j'ai décidé d'être médecin paraît-il...

La Vie est quelque chose qui m'a toujours impressionné. Que des atomes inertes se fondent en molécules actives qui deviennent des tissus symbiotiques pour créer des êtres « vivants » et, encore plus étonnant, « pensants »... est tout simplement inimaginable !

Comment peut-on ne pas se battre pour la sauver ?

Je n'avais pas encore cinq ans puisque c'est à cet âge que nous nous sommes installés à Grenoble, juste après les Jeux Olympiques.

C'est à cette époque-là que deux hommes, deux pionniers, étaient en train de fabriquer le GMUR : le Groupe Mobile d'Urgence et de Réanimation. C'était un des ancêtres des SMUR... et des SAMU.

Seules trois équipes les avaient devancés : Toulouse, Montpellier et Créteil.

A cette époque les véhicules étaient conduits pas des secouristes volontaires, les médecins n'étaient qu'étudiants et tout restait à inventer.

Je ne savais pas qu'un quart de siècle plus tard, j'allais les rencontrer, ces médecins et ces secouristes devenus ambulanciers, qu'ils allaient m'apprendre mon métier, que j'allais devenir l'un des leurs...

Ce métier j'y suis arrivé presque par hasard : c'était mon dernier semestre alors je voulais quitter la Fac blindé. Car j'envisageais de m'installer en libéral. Mes chefs m'ont proposé de rester et comme mon association potentielle a capoté, j'ai accepté.

Vous qui venez de me lire voyez ce à quoi j'ai été confronté.

Mais ce n'est que la face visible de l'iceberg…

Ce qu'il y a sous la surface me met un peu en colère.

La grève des urgences qui secoue le pays aujourd'hui montre que le système des Urgences est à bout de souffle et ne tient que grâce au total dévouement des soignants.

Je parlerai peu des infirmières, des aides-soignants, de tout le personnel qui font des urgences ce qu'elles sont, on en parle souvent. En revanche les médecins sont souvent pudiques sur leurs conditions de travail.

Aussi je vais surtout parler de ceux que je connais le mieux : les médecins et plus précisément d'un cas : le mien.

Au total j'ai passé 21 ans comme praticien hospitalier urgentiste. J'ai professé 47000 heures de travail : de jour, de nuit, de dimanche, de nuit de week-end, de jours fériés.

Tellement souvent absent de la maison que je me demande comment ma famille m'a gardé et qu'on ne m'ait pas fait payer de taxe d'habitation à l'hôpital !

47000 heures ça équivaut à 27 ans de travail à 39 heures par semaine (30 ans à 35 heures). Et pas une heure supplémentaire payée, pas de tarif de nuit, pas un trimestre supplémentaire d'engrangé, pas de pénibilité reconnue.

Aucun retour : rien !

Alors quand on entend « vous êtes payés pour ça ! « Et bien justement non.

Il y a autre chose qu'on entend : « on vous a payé vos études ».

Ces études elles sont ouvertes à toutes et tous. Je ne suis pas né avec une cuillère en argent dans la bouche. Mes études, c'est ma famille qui les a financées. Et j'en ai remboursé plus qu'à mon tour pendant mon service militaire, mes années d'étudiant, externe puis interne.

Et un architecte, un boucher, un plombier ?

Quant aux énarques, c'est encore mieux ! Non seulement leurs études sont prises en charge par l'Etat mais en plus ils perçoivent une rémunération, pour quelle responsabilité ?

Vous ne croyez pas ?

Vérifiez : **https://www.ena.fr/Formation-initiale/Recrutement-en-formation-initiale/statut-eleve**

Comment se fait-il qu'aucun politique ne se penche sur le statut du praticien hospitalier ?

Un monde à part, en dehors législation du travail où les médecins sont exploités corps et âme. Car c'est leur âme qui les tient encore et toujours sur le pont malgré la fatigue voire la maladie. Jamais d'arrêt, toujours présents jusqu'au *burn out* ou la pendaison. Combien l'ont déjà fait ?

Les dix premières années de ma carrière on travaillait 34 heures d'affilée : de 8H à 18H le lendemain, voire plus. Et ce plusieurs fois par semaine. Après 2002 la loi sur les 35 heures a limité à 24 heures la garde. Aujourd'hui les praticiens hospitaliers, en alternant des gardes de 24 heures, arrivent à cumuler, en toute légalité, 96 heures de travail par semaine. Non défiscalisables bien sûr. Ça vous tente ?

C'est dangereux.

Pour eux, pour leurs patients, pour ceux qu'ils croiseront en voiture en rentrant enfin, exténués.

Comment peut-on manquer autant de considération pour ces gens (j'inclus tous les soignants) qui vivent pour aider les autres. La vie n'a pas de prix. Leur engagement non plus. Alors pourquoi mieux rémunérer celui dont la seule responsabilité est de gérer des finances plutôt que celui qui préserve la santé et la vie ?

Il y a un autre point que j'ai en travers de la gorge dans un pays où le deuxième mot de la devise est « égalité ».

Vous l'avez lu les médecins des SAMU sont engagés dans des secours en milieux périlleux : ravins, mer, montagne, canyons, spéléologie...

Souvent ils sont à bord des hélicoptères d'état de la Sécurité Civile avec des guides de haute montagne (CRS ou gendarmes) pour lesquels la dangerosité est reconnue sous forme de bonification : un treuillage ou une heure vol de jour et c'est un jour de retraite d'engrangé. De nuit, c'est le triple.

Pour ma part, en mission de secours, j'ai vu la Grande Faucheuse de près sept fois mais Madame la Chance lui a chaque fois damé le pion. Merci à Elle.

Pourtant les médecins des SAMU, bien que titulaires de la fonction publique comme les gendarmes et les CRS ne bénéficient pas de cette bonification.

On a essayé de la faire reconnaitre, c'est même allé devant le Conseil d'Etat.

Et les sages ont tranché : la fonction publique hospitalière ne bénéficie pas de ce processus !

Pour ma part c'est plus huit ans de retraite qui n'ont pas été reconnus et pour certains de mes confrères je ne suis qu'un « petit joueur »...

Alors si un jour, au sortir d'une nuit d'enfer vous rencontrez un Ministre et que celui-ci vous dénigre... (incident au final insignifiant et non raconté ici mais qui, telle la goutte...)

...Que feriez-vous ?

Pour ma part, j'ai démissionné.

L'Art délicat de Réguler.

Pour un urgentiste, le plus difficile, c'est de réguler.

Pourtant, au sein d'un SAMU, ce n'est pas lui qui exerce le métier le plus difficile. C'est l'Assistant de Régulation Médicale (ARM). Et c'est le moins bien reconnu, le moins bien formé, le plus mal rémunéré.

Explications...

Réguler, ça se fait à deux.

Un binôme changeant, certes, mais seul, ce n'est pas possible.

Je vais partir du postulat que vous n'avez jamais appelé le SAMU, jamais composé le 15. En tous cas c'est ce que je vous souhaite.

Si par malheur vous deviez le faire un jour, c'est à un ARM que d'abord, vous vous adresserez. Si vous avez d'abord composé le 18 pour un problème médical, le pompier qui vous aura entendu vous basculera vers l'ARM, au Centre 15, le Centre de Réception et de Régulation des Appels. C'est la loi. Elle date de 1984.

L'ARM à un rôle capital.

Il doit prendre les coordonnées de l'appelant, son identité, son téléphone puis celles de la personne en détresse, son adresse. L'appelant est stressé car parfois c'est lui-même qui est en difficulté. Il faut le calmer, lui extraire les informations sur la localisation précise du problème. Ce peut être en ville, mais aussi au beau milieu de la mer, des bois, en montagne, sur l'autoroute ou une route de campagne...

Certes les outils modernes peuvent aider à géolocaliser mais parfois ils ne suffisent pas.

Si l'ARM n'est pas assez précis les secours seront retardés. Quelle responsabilité !

Et puis il doit comprendre, analyser la situation : un accident, un problème médical, de quoi se plaint le patient, il respire, son cœur bat ? Que s'est-il passé ? Un malaise, il est tombé, il s'est électrisé, intoxiqué, blessé… ?

S'il le faut il peut déclencher les pompiers (un accident, des incarcérés), voire une équipe du SAMU si la détresse est vitale (« il s'est pendu »).

Dans tous les cas il va passer l'appelant au médecin régulateur car, au vu de la loi, c'est ce dernier qui est responsable.

Mais l'ARM est formé sur le tas. Il soigne quelque part… mais il n'est pas soignant. Il devine ce qui se passe mais rarement il va sur le terrain (sauf s'il est secouriste ou pompier à ses heures perdues). Alors les pathologies, les traitements, le ressenti des patients, les gestes effectués par les équipes sur place… Il ne les connait pas.

A contrario l'ambulancier va sur le terrain. Il a le stress d'amener l'équipe sur place et de l'aider. Il voit ce que l'infirmier et le médecin font. Il peut démystifier.

Pas l'ARM qui rentre chez lui après avoir géré du stress (le sien, celui des appelants) et il reste frustré car il ne sait pas toujours ce qu'il s'est passé. A-t-il bien fait ?

Et puis ce n'est pas tout.

Il va être le relais de la décision du médecin régulateur : si celui-ci envoie sur place un médecin, une ambulance privée, les pompiers, un SMUR, un hélico. C'est l'ARM qui va devoir les identifier, les alerter, les joindre et les envoyer sur l'affaire.

Pour le médecin aussi c'est très difficile.

Il ne faut pas qu'il se laisse influencer par l'impression de l'ARM dont le ressenti peut déteindre. Il doit réguler sans *a priori*.

Certes il est formé à l'interrogatoire médical, à l'examen et au diagnostic, mais en ayant le patient sous la main. Là tout se passe au téléphone. Et souvent c'est un intermédiaire qui répond. Et qui ne sait pas tout du patient. Et qui est stressé, paniqué...

Parce que si l'appelant transmet l'urgence sait-on si elle est réelle ou ressentie... ?

Le Dr Miguel MARTINEZ-ALMOYNA du SAMU 75 avait exprimé l'urgence selon une formule comprenant de multiples paramètres :

$$U = G \times T \times S \times VS$$

- *U = Urgence*
- *G = Gravité médicale*
- *T = Temps*
- *S = Soins*
- *VS = Valence Sociale, c'est-à-dire l'ensemble des facteurs qui peuvent biaiser les priorités médicales :*
    - *Age (nourrisson > adulte > vieillard)*
    - *Aspect social (VIP > sujet lambda > clochard, lieu d'intervention...)*
    - *Nombre de victimes en cause*
    - *Valeur du régulateur (expérience, stress, fatigue...)*
    - *Heure d'appel (nuit > jour)*
    - *Qualité de l'appelant (soignant > non soignant, barrière linguistique)0.*

Déjà quand vous avez le patient en face, il faut parfois lui poser deux fois la même question de façon différente :

- Monsieur, avez-vous eu des problèmes de santé dans le passé : médicaux ou chirurgicaux ?

- Ah, non Docteur. L'appendicite quand j'étais petit.

- Bien. Prenez-vous des médicaments ?

- Ah oui Docteur. Un contre la tension, un contre le cholestérol, un autre pour le diabète et de l'aspirine.

- Mais Monsieur, vous venez de me dire que vous n'aviez pas d'antécédent... ?

- Oh mais ça va bien maintenant, je ne pense même plus à mon passage en cardiologie...

Pas facile dans tout ça de savoir le passé du patient, ni même son présent : rappelez-vous, on est au téléphone !

Mais il faut décider : c'est le boulot du médecin régulateur.

Parfois vous ne savez pas quoi faire, quand le doute s'introduit, entre le ressenti et la réalité.

Sa décision peut aller du simple conseil à l'envoi d'une équipe médicale (par la route, en hélico...) en passant par l'envoi d'un médecin de garde, d'une ambulance privée ou des pompiers. Ou d'un savant mélange de ces possibilités...

Parfois il faut « payer pour voir » en envoyant les pompiers rapidement pour avoir un bilan objectif et décider dans un second temps du bon moyen, bien adapté.

Car les moyens ne sont pas infinis. Ils sont le reflet du budget de l'Etat.

Pas le droit de vous tromper quand les solutions sont comptées.

Mais le pire c'est qu'une régulation, qui demande tout ce talent se fait au milieu de dizaines d'autres.

Et le régulateur, comme l'ARM, passe de l'une à l'autre :

- Tu as envoyé l'ambulance sur madame X ?

- Oui, oui mais je n'arrive pas à joindre le médecin de garde pour monsieur Y. Tiens d'ailleurs je te passe ton confrère qui veut une ambulance.

- Non attends ! Je dois d'abord appeler la réa pour placer le gamin qu'a pris en charge l'équipe du SMUR Z.

- ...

- Bon alors je peux te le passer maintenant ton confrère.

- Oui mais après. Tu rappelles Monsieur W car les pompiers n'ont pas trouvé où il habite...

Pas le droit de vous tromper dans ce capharnaüm.

Rappelez-vous, c'était sur la première page de cet ouvrage : l'erreur est humaine, pas médicale...

Et si ça foire quelque part, le juge d'instruction ne verra que l'affaire qu'il doit instruire pas toutes celles qui se déroulaient simultanément ce jour-là. Il n'a aucun moyen d'appréhender ce qu'il se passe en régulation où toutes les affaires sont enchevêtrées.

Et puis, *a posteriori*, c'est tellement plus simple...

Vous commencez à comprendre pourquoi ce sont certainement les métiers les plus difficiles au monde.

Vous gérez des vies, plusieurs à la fois, avec peu de moyens, en essayant de deviner ce qu'il se passe.

Ah et puis j'en ai oublié : vous vous faites insulter (et oui l'appelant ne voit que lui, ça c'est normal) et vous vous êtes crevé. Depuis combien de temps n'avez-vous pas mangé, dormi ou n'êtes-vous pas allé pisser ?

Et vos problèmes de santé, financiers, familiaux... Qui sont là au fond de votre esprit... Il faut savoir aussi les gommer, pour qu'ils ne viennent pas, pour bien décider, vous polluer.

Et le summum ?

> C'est quand d'autres urgentistes (des services d'urgences éloignés, des SMUR déportés...) et tous ceux dirigés par le régulateur mais qui jamais n'ont pris sa place critiquent. Ils peuvent être blessants eux-aussi, agressifs voire insultants même s'ils « sont du métier ».
>
> Alors vous leur rappelez, que si vous les avez envoyés, c'est parce qu'ils sont vos sens sur place et que vous ne croiserez probablement jamais le patient ou l'appelant.
>
> « La critique est aisée mais l'Art est difficile » disait Philippe Néricault.
>
> Combien en ai-je invité à venir me remplacer ? Les rares qui sont venus ont testé et compris. Plus rares encore sont ceux qui sont restés, qui ont appris à réguler.
>
> Bien réguler demande des années.

On ne choisit pas ces professions, si on n'aime pas les gens.

Ces métiers sont passionnants mais le prix à payer est trop élevé.

La défiance, le manque de moyens, l'individualisme nous mettent en danger. Le consommateur de santé, l'incivilité, les violences verbales, le climat délétère, les agressions des soignants transforment la vocation en sacerdoce en raison du dépassement de soi qu'elle exige.

Alors si un jour vous appelez un Centre 15 ou que vous vous rendez aux Urgences et que ça ne va pas assez vite...

> Pensez que ceux qui travaillent-là ne sont pas en train de s'amuser, qu'ils font avec les moyens dont ils disposent, qu'ils ont des tas d'urgences à gérer et de plus en plus chaque année.
>
> Pour ça, ils ne sont jamais rémunérés à la hauteur de leurs responsabilités.
>
> Et qu'enfin, ils sont exceptionnellement remerciés.

Alors moi, je le fais ici et leur dédie ce livre, à tous ces anonymes qui sauvent les autres qu'ils soient pompiers, brancardiers, ambulanciers, assistants de régulation, infirmiers, policiers et gendarmes, aides-soignants, médecins, pilotes et mécanos des Dragons et des Pélicans, agents d'entretien, policiers, étudiants-soignants... il en manque, c'est certain.

Qu'ils me pardonnent !

Alors n'oubliez pas : prenez soin de vous... et de nous !

Monsieur le Président de La République,

Quel honneur que de vous compter au nombre de mes lecteurs.

Vous avez vu ? Quel engagement de tous ces gens qui sauvent leurs semblables ?

J'ai nommé les pompiers, les brancardiers, les ambulanciers, les assistants de régulation, les infirmiers, les policiers et gendarmes, les aides-soignants, les médecins, les pilotes et mécanos des Dragons et des Pélicans, les agents d'entretien,... et j'en oublie, c'est certain.

Oh ils auraient pu choisir d'autres voies, bien moins risquées, bien plus lucratives, bien plus reconnues... Mais non, c'est à aider leur prochain que leur vie ils ont consacrée.

De leur engagement pourtant, on a fait un bâton.

Même malades ils se doivent d'aller travailler.
« Si je n'y vais pas qui va s'occuper des patients ? »

Car ils se targuent d'une responsabilité que peu de monde leur reconnait.
Ni ceux qu'ils vont aider : qui parfois les maltraitent, les insultent voire les frappent.
Ni ceux qui les « dirigent » qui ne pensent qu'à « rentabilité ».
Alors on les rudoie, on change leurs plannings, on leur sucre leurs repos, on limite leurs moyens, on les déplace d'un service à l'autre sans tenir compte des spécificités... Pas de matériel, pas de lit d'aval, pas de repos mérité et pas de salaire adapté.
Les praticiens hospitaliers (et leur statut particulier hors de la législation du travail qui vaut pourtant pour le reste des français) sont les plus exploités : 24 heures sans arrêt, ils peuvent travailler.

Mon métier, Monsieur le Président, c'est de soigner voire de guérir des gens, parfois de les sauver. C'est même une vocation.
Je l'ai appris avec passion mais je ne sais faire que ça. Alors le reste je ne le comprends guère.
Pardonnez au Candide et expliquez-lui, Monsieur le Président, vous qui avez fait de longues études, comme les miennes, et d'ailleurs tout autant à la charge du contribuable...

On rêve d'une Nation forte, organisée et ambitieuse. Une Nation qui, comme dans son Histoire, montre l'exemple : Histoire, Révolution, Droits de l'Homme... Car ça, Monsieur le Président, c'est votre métier que d'y parvenir...

Mais pour cela, ne faut-il pas que ses membres soient forts eux-mêmes et surtout en bonne santé ?
Et ça, Monsieur le Président, c'est mon métier, notre métier, à nous, soignants...

Mais pour que nous, soignants, puissions bien faire notre métier, nous avons comme vous besoin de reconnaissance, de moyens et de tout ce qui peut nous aider.
Il faut, comme vous Monsieur le Président, que nous nous sentions respectés, pour que d'autres aient envie de faire ces métiers et que tous, en conséquence, soyons récompensés.
Mais aussi un salaire à la hauteur de leurs compétences, de leurs engagements et de leurs responsabilités.

Après tout on rémunère fortement un « financier » de valeur, alors qu'il ne gère que des biens, des titres et les richesses d'autrui.

Une vie n'a pas de prix, Monsieur le Président, alors pourquoi celui qui en sauve, celui qui soigne voire guérit ne serait-il pas aussi bien payé ?
Car cela fait chaud au cœur quand un haut responsable de la Nation vient à vous pour vous remercier... mais ça ne suffit pas.

Alors pensez-y, Monsieur le Président quand en campagne vous repartirez et que plein de choses vous promettrez...
Ne les oubliez pas tous ces gens qui gardent la santé de ceux qui, pour vous, vont voter.

Et tant que j'ai votre attention, Monsieur le Président, rendez obligatoires les formations de secourisme avant de quitter l'école et pour quiconque veut passer un permis : auto, moto, camion, chasse, pêche, bateau, et certains sports à risque. On aura des secouristes partout qui permettront à la chaîne de survie de se mettre en place aisément.

Merci, Monsieur le Président, pour avoir lu ceci, car je ne doute pas, que vous m'avez compris.

Prenez soin de vous, Monsieur le Président,... et d'eux.

Jean-Pierre TORRES
simple urgentiste

L'*Addendum,* qui fait la v2...

Les textes et illustrations qui suivent ont été rajoutés à la première version du livre sortie le 14 novembre 2019.

Devant le succès du livre (vendu à plusieurs centaines d'exemplaires) et le celui grandissant du groupe Facebook « Perles du SAMU », j'ai décidé de rassembler aussi ces nouvelles publications.

Leurs sorties, à un rythme décroissant, est le témoin de l'épuisement de mes souvenirs de ma carrière au SAMU.

Vous noterez aussi que certaines n'ont rien à voir avec ma vie passée d'Urgentiste mais plus avec ma nouvelle de Généraliste, avec l'actualité...

Il me reste toutefois quelques souvenirs que je garderai pour moi à jamais, préférant ne pas attirer sur moi les Foudres de Dame Censure...
Il se faut un jardin secret...

Bonne lecture ou relecture.

Prenez soin de vous !

1. Incendie en EHPAD

(dite Perle du 6ème anniversaire du groupe)

C'est du lourd.
Incendie en EHPAD.
Et pas n'importe lequel !
Celui-ci est perchée sur les hauteurs de Grenoble.
Une belle route permet d'accéder tout la haut et la vue sur l'agglomération et Belledonne est à couper le souffle.
Mais sur place c'est plutôt serré.
Un grand portail qui dessert l'EHPAD et des immeubles.
Des parkings il y en a mais juste ce qu'il faut.
Je connais bien l'endroit.
Babette, une amie urgentiste du SAMU, vit là-haut.
Dans les immeubles hein ! Pas dans l'EHPAD !
Quand on arrive les pompiers ont déjà envahis les lieux.
Normal.
Un tel établissement est répertorié.
Plein de « Grandes Personnes » comme disent les Antillais en parlant des anciens.
Alors quand on part pour un incendie il y a des tas de véhicules de toutes sortes : des fourgons « pompe tonne », des échelles et des pompiers : comme s'il en pleuvait !
Au SAMU ça doit chauffer : à rameuter la troupe !
J'ai la sacoche de directeur des secours médicaux.
Et je saute de l'ambulance au niveau dès qu'on arrive au fameux portail.
On n'ira pas plus loin, les pompiers sont partout.
Je file entre eux et cherche l'officier responsable.
Quatre choses m'étonnent : pas de fumée, pas d'odeur, pas de lance active et des pompiers qui évoluent de façon centripète.
D'habitude tout le monde converge vers le sinistre.
Je vois même des pompiers déjà enrouler les tuyaux.
Je ralentis, les choses semblent maîtrisées.

Le capitaine des pompiers me confirme et me raconte les faits.
L'incendie est totalement éteint et il n'y a aucune de victime.
On peut regagner nos pénates.
Ouf ! C'est l'essentiel.
Alors moi aussi je fais demi-tour et je rallie mon véhicule.
L'ambulancier m'interroge de loin d'un signe de tête.
Je lève le pouce en l'air, il capte : tout va bien.
Et au moment où je prends la radio pour rendre compte, le haut-parleur me devance.
La voix du chef, impatiente, impérieuse… presque colérique…

- PEUT-ON AVOIR UN BILAN !?

De là-haut on va l'entendre jusqu'à Lausanne, mais bon, ce que chef veut...

- Affirmatif. Secours suffisants. Incendie maîtrisé. Deux arbustes carbonisés mais jardinière intacte. Volets adjacents à repeindre, en rez-de-jardin. Mégot à l'origine des faits rendu à son propriétaire. Demande autorisation de quitter les lieux.

Bizarrement, on n'a pas eu de réponse…

2. Choucas

(dite Perle du 35000ème)

De taille moyenne parmi les corvidés (33–39 cm), cet oiseau présente un plumage noir avec la nuque et les côtés de la tête gris aux reflets bleus. Ses yeux ont la particularité d'avoir un iris blanc, particulièrement visible. Mâle et femelle sont rigoureusement identiques...

Non, non, non, non, non !

Le choucas est le surnom d'un pilote d'hélicoptère de la sécurité civile avec qui j'ai eu l'honneur et le plaisir de voler.
Un parcours et palmarès hors du commun :

- Breveté pilote en 1961, il a fait 19 ans dans l'aviation légère de l'armée de terre totalisant 5500 heures de vol sur plusieurs avions et hélicoptères : Djinn, Bell47, Alouettes II et III, Ecureuils.
- Pilote de la Sécurité Civile totalisant 7000 heures de vol, sur ces mêmes hélicoptères.
- Il a même participé aux essais, sur BK117 et Agusta 109, lorsque la Sécurité Civile cherchait un remplaçant à l'Alouette III.

Sa carrière s'est hélas terminée en queue de poisson. Une contre-indication médicale théorique sur un électrocardiogramme (que j'ai vu, de mes yeux vu) sans trouble de repolarisation, du rythme ni de signe prédictif de pathologie suspecte.
Il eut beau se démener, il fut d'abord étiqueté « cardiaque » puis inapte : la décision fut entérinée et plus jamais il ne pilota.

Quelle frustration que de se retrouver ainsi, du jour au lendemain, bloqué au sol par la gravité, sans le moindre signe de gravité et sans avoir pu effectuer le traditionnel « dernier vol », si cher aux pilotes...

A bord il était toujours attentionné, d'une précision millimétrique et une connaissance de l'Alouette III qui remontait aux origines de cette machine mythique.
Je me rappelle de cette fois où nous devions aller chercher un nouveau-né à Briançon. La puéricultrice allant faire son premier vol, je lui avais dit :

- Fais attention JP, c'est son premier vol.

Aussitôt il engagea la conversation avec l'infirmière pour la mettre à l'aise :

- Oh c'est votre premier vol ? Ne vous inquiétez pas : la météo est bonne, on ne se fera pas trop secouer et je vais piloter en douceur...

Il était comme ça, le Choucas et il parlait, parlait.
Demandait à son interlocutrice d'où elle venait, pourquoi elle avait choisi son métier...
Tout en décollant et se dirigeant vers Chamrousse.
Et blablabla, et blablabla.
On pouvait discuter avec lui pendant des heures sans se rendre compte du paysage qui défilait.
Heureusement qu'il y avait le mécano.
Passé Chamrousse on passait au-dessus de la vallée de la Romanche, plus de 1000 mètre plus bas, juste après un très gros rocher, perché sur la falaise.
E notre JP, il volait droit sur ce rocher, la tête tournée vers la puéricultrice : et blablabla, et blablabla...

- JP, disait le mécano, regarde un peu devant.

Et là, tout en s'excusant d'avoir été distrait, il prenait un peu d'altitude afin de passer juste à ras du rocher : un bon moyen pour se rendre compte de la vitesse réelle de l'hélico : ça défilait tout à coup !

Et sitôt franchi l'obstacle, devant le vide soudain qui s'offrait à nous il coupait le pas.

En clair, il annulait la portance de l'hélico et nous chutions en quasi-apesanteur. Calogero aurai pu en faire une chanson.

J'entends encore les cris de ces infirmières qui se rappellent encore, n'en doutez pas, de leur premier vol en hélico.

Aujourd'hui vous pouvez rencontrer le Choucas mais il vous faudra vous lever tôt, vous armer de bonnes chaussures de randonnée, d'un sac bien rempli, de courage et d'énergie car, depuis près de 25 ans qu'il a été remercié comme pilote, il sillonne les sommets alpins en grand « cardiaque » qu'il n'est pas!

Choucas, vous l'avez reconnu, n'est autre que Jean-Pierre ROCA à qui j'ai tenu à rendre hommage et, au travers lui, à tous les équipages de la Sécurité Civile (Dragons et Pélicans) et de la Gendarmerie, pilotes et mécaniciens, qui risquent tous les jours leur vie en intervenant en milieu périlleux.

Eux aussi, prennent soin de vous.

PS : pendant que j'écrivais tranquillement ces lignes, Dragon 30 se crashait avec pour objectif de venir ici-même, dans la commune où je réside (Le Muy), sinistrée par les inondations d'un nouvel « épisode méditerranéen », emportant avec lui trois hommes de valeur dans leur sacrifice ultime. Qu'ils reposent en paix et que cette "perle-hommage" leur soit aussi dédiée.

3. La garde à Toto

C'était sa première « garde de chef ».
Comme j'en avais quelques-unes au compteur on avait décidé que je prendrai la garde de « SMUR 1 » avec lui au cas où...
Ca foutait les jetons cette « garde de chef » : vous étiez responsable de tout ce qui se passait dans le département.
En termes de secours s'entend.

On avait pu dîner tranquillement.
C'était Pinch le 3ème avec nous : il prenait la garde de « SMUR 2 ».
Une bonne garde à trois potes, c'était plutôt sympa.
On a décidé d'aller se coucher tôt.
Une garde qui commence au ralenti, ça se paie forcément.

Toto m'a appelé à minuit : un patient allait être prélevé et il fallait gérer la rotation des équipes préleveuses.
A cette époque il n'y avait pas encore de coordination nationale.
Chaque SAMU gérait ça à sa façon, en lien avec les autres SAMU impliqués.

En plus on venait de changer toute l'informatique du SAMU et c'est moi qui gérais ça. Oui c'est ça, c'était en 1994.
Je ne savais pas que j'allais passer presque une décennie à améliorer AppliSAMU, le logiciel de régulation médicale.

Bon, revenons à nos moutons : Toto m'a appelé.

Alors nous voilà partis : appel de l'avionneur, des taxis, du directeur de garde (pour le feu vert du financement), des chirurgiens ici, des anesthésistes là-bas. Le foie part à Lille, les reins à Strasbourg, les cornées à Marseille...

Heureusement la garde est restée calme par ailleurs et nous avons pu nous focaliser sur le prélèvement multi-organes.
Les fax et les coups de fils s'enchainent, on organise, on hiérarchise, on se débrouille et on y arrive !
Il était temps : il est déjà 6 heures du mat'.

La garde descendante (non médicale) commence à s'en aller, les auxiliaires de régulation se relèvent, les infirmiers et les ambulanciers aussi.
Nous on est là depuis 8 heure la veille et pour encore pour douze heures.
Je vous l'ai déjà raconté : à l'époque on se tapait 34 heures d'affilée, d'un seul coup. Et le lendemain parfois on recommençait. Les 3x8 pour nous c'était de la rigolade... Et pas de panier de nuit, de prime ou d'heure supplémentaire engrangée. Le salaire, c'était la Gloire.

Alors quand tout a été bouclé, Toto et moi avons décidé d'aller boire un café.
On n'avait pas dormi de la nuit et on a réalisé que le Pinch lui, dormait toujours comme un bienheureux.

Et l'idée a germé.
On allait le réveiller à notre façon...
On a mis les auxiliaires de régulation, les infirmiers et les ambulanciers dans le coup...

Ils sont frais, le plan s'élabore, la souricière s'installe.
Josée, une auxiliaire qui est là depuis que le SAMU existe, appellera Pinch.
Elle lui dira que Toto et moi sommes partis à l'autre bout du département et qu'un grave incendie vient de se déclarer dans une usine chimique du sud de l'agglomération.
Pas n'importe laquelle : celle classée SEVESO.

Elle a la plus grande capacité mondiale de production de chlore.
Tant qu'à faire les choses autant les faire en grand !
Nous on décide de se planquer dans le local technique face à la régulation.

Un long couloir sépare les deux salles avec des rideaux verticaux qui nous permettront de voir le Pinch gérer l'affaire sans qu'il nous voit.

Les deux équipes fictives vont donc s'y planquer : Toto et moi, les deux toubibs, deux ambulanciers et deux infirmiers. L'externe montant est intercepté et mis dans le coup : on est sept. Huit ! Fred, un auxiliaire de régulation qui vient d'arriver entre dans la danse. Il fera l'appelant depuis la salle technique.

Josée appelle le Pinch.
Il arrive tout endormi.
Un bel exemple de syndrome céphalo-caudal.

On attend qu'il soit dans la régulation et Fred appelle : Josée passe l'appel à Pinch et Fred joue son rôle d'appelant affolé : ça brûle, ça explose (on tape dans les caisses en cartons vides qui contenaient nos ordinateurs fraichement déballés), on crie (pas trop fort : on est en face quand même !), on racle des chaises, on crie encore, on simule la panique et on raccroche au nez du Pinch puis on file dans le couloir, mater au travers des rideaux sa réaction.

Les yeux lui sortent de la tête à l'horizontale.
Les cheveux lui sortent de la tête à la verticale.
Il oscille sur son fauteuil d'avant en arrière ne sachant comment gérer le problème.
Normalement c'est au chef de garde de gérer ça !

Il se renseigne : impassible Josée lui dit que « Toto est au loin » sur un accouchement fictif.
Il se re-renseigne : Josée lui dit que je suis à l'opposé, encore plus loin, sur un méga-accident imaginaire et que j'ai déjà demandé l'hélico.

C'est donc à lui de gérer ça.

Il se lève, fait le tour du bureau, se gratte la tête, tourne en rond et se décide.
Il faut appeler le patron !

On retarde l'échéance car on le rappelle : Josée lui repasse « l'appelant ».
Deuxième couche : on le tient en haleine, on fait monter la pression, on, aggrave le « bilan ».
Nous on est à 3 mètres de lui, planqués par les rideaux et on raccroche après une monumentale « explosion ».
Ca y est : il est à point.
Il prend sa décision, décroche un téléphone et compose le numéro du patron.

C'est à ce moment-là qu'on est tous rentrés dans la régulation : Toto, moi et toute la bande.

Il est passé par toutes les émotions : la stupéfaction, le soulagement et la compréhension.

C'est à ce moment-là que je l'ai pris en photo.
Elle vaut son pesant d'or.
Promis, dès que je la trouve, je vous la montre, si vous me jurez qu'elle ne sortira pas de Facebook.

> * Le « syndrome céphalo-caudal », mondialement connu à Grenoble est plus connu sous la description anatomo-clinique résumée par l'expression « avoir la tête dans le cul ».

4. Pâques

Sophie venait de boucler son doctorat tout comme sa copine Corinne.
Sophie était maman d'un joli petit bonhomme de 4 ans.
Sophie était belle comme un cœur et avait la vie devant elle.
Sophie et Corinne avaient choisi la médecine d'urgence.
Elles étaient aussi brillantes l'une que l'autre et c'était un bonheur que de les avoir pour collègues.
Mais, pour une raison qui la regardait, Sophie a commis l'irréparable.

Sophie a appelé Corinne et lui a dit avoir pris des médicaments.
Corinne a appelé le SAMU alors que j'étais le chef de garde.
Comme toutes les équipes étaient sorties, j'étais seul à bord et je devais y aller.
J'ai quitté la régulation, mis le contact de notre 4x4 et ai foncé dans le centre de Grenoble, seul, sirènes hurlantes et gyrophares éblouissants.
J'ai vite trouvé car, étudiant, j'avais vécu dans le quartier.
Elle était allongée sur son canapé, les yeux ouverts, elle attendait.
A la hauteur de sa tête, au sol, elle avait posé un seau sur une grande serviette.
Elle savait qu'elle allait vomir, elle ne voulait rien tacher.

- Hello Sophie, comment tu te sens ?
- (dans un murmure ou peut-être l'ai-je lu sur ses lèvres) Hé JP, tout doux, pas de force.
- Qu'as-tu pris ?
- ...
- Où sont les boites ?
- (dans un souffle) chambre, table de nuit...

Tout était parfaitement en ordre dans son petit appartement.
J'ai trouvé la chambre.
J'ai trouvé la table de nuit.
J'ai trouvé les boites.
Plein de boites.
Ce truc vous savez... contre le palu.
Un énorme tas de boites.
Les boites étaient vides.
Toutes.
La dose était monstrueuse.
Elle avait tout avalé.
Tout.
Aucune chance pour la vie.
Elle le savait.

Je suis retourné dans le salon.
Histoire d'être sûr je lui ai demandé :

- Tu as tout pris ?

Elle a fixé ses yeux dans les miens, sans ciller.
Son regard, franc et net, a annihilé mon dernier espoir.

- Je vais t'allonger au sol, tu sais ?

Infime mouvement de tête.
Elle savait que je ne pourrais pas l'intuber sur son canapé.
Alors je l'ai soulevée et je l'ai couchée au sol, elle n'avait plus la force de tenir sa tête.
J'ai posé une voie veineuse, préparé mon plateau d'intubation, mon insufflateur, enfin tout ça quoi !

Toujours tout seul, pas de renfort en vue.
Même pas les pompiers.
Alors j'ai enchainé, je me suis mis à sa tête et je lui ai dit.

- Hé Sophie, je vais t'endormir, on se retrouve demain matin, OK ?

Elle a levé les yeux vers moi a cligné des yeux, une fois, puis elle les a refermés.

J'ai vidé mes seringues, j'ai mis en place la sonde dans sa trachée, une autre dans son estomac, et je l'ai ventilé, à la main.

Je n'ai pas entendu le Grizzly arriver, j'ai juste perçu un mouvement dans le brouillard de ce que je regardais.
Combien de temps s'était-il passé ?

Le Grizzly, c'était un ambulancier.
La gentillesse cachée sous un personnage qui se croyait bourru.

Il était figé, le regard bloqué sur Sophie endormie.

- Grizzly, va me chercher les pousse-seringues et le respirateur s'il-te-plait.

Le Grizzly était en « *off* », le regard fixé sur Sophie.

- Grizzly ! Les pousses ! Le respi ! S'il-te-plait !

Mon ton haut et sec l'a ramené à la réalité.
Il m'a fusillé du regard et a disparu.

Ce sont les pompiers qui m'ont monté le matériel.
Suivis de Corinne et de Sylvain, son copain, un autre ambulancier du SAMU.
Sylvain m'a dit que le Grizzly était hors course, carbonisé.
Corinne était tétanisée, alors doucement je l'ai virée, lui demandant d'aller voir le Grizzly, de s'en occuper.

Avec Sylvain on a fini d'équiper Sophie : les amines en place, le respi paramétré, la tension stabilisée on est partis.
On a transporté Sophie sans problème jusqu'en Réa Tox.

Karim, un autre toubib qui prenait des gardes au SAMU, l'attendait.

C'est après que ça s'est compliqué.
Karim et son équipe se sont battus toute la nuit.

La Faucheuse a emporté Sophie au petit matin.

C'était un Lundi de Pâques.

Je me rappelai du précédent : j'étais parti sur un énorme accident.
Six morts, des jeunes gens. Une horreur.

Le lundi de Pâques suivant j'étais encore de garde.
C'est ce jour-là que Che est mort.
Che l'ambulancier qu'on aimait tous.
Che. Le gentil Che.
Che qui savait plein de choses et qui savait vous les apprendre.
Che est mort derrière son ambulance pendant que son équipe amenait un patient au déchocage.
Les cardiologues ont tout tenté.
En vain.

Je n'ai plus jamais pris de garde…
…à Pâques.

5. Le téléphone rose

J'ai déjà parlé de Jean-Pierre dans une autre histoire. Non, non pas celle du « Choucas* » dans « Pédagogie** ».
Il faut dire qu'avec tous ces Jean-Pierre on s'y perd !

Dans cette histoire il était PARM car il avait démissionné de son poste de « Chef ».

Mais quand il était Chef, il participait à ces grandes réunions hebdomadaires qui nous plombaient la semaine. Ça c'était dans « Grand-Messe ». Vous vous rappelez ?

Alors on essayait de les édulcorer.
Parfois le challenge était de placer un mot incongru dans la conversation.
Celui qui gagnait était celui qui l'avait placé le plus de fois possible.
Imaginez. C'est une réunion de service (Médical le Service, et d'Aide Urgente) et vous deviez placer « crocodile »... Ça aussi c'est la face cachée du SAMU...

Quelques jours avant une de ces fameuses réunions j'avais offert à JP, pour son anniversaire, un petit téléphone avec base et piles incluses. Le tout d'un joli rose bonbon, très chic. Quand vous appuyiez sur une des touches vous obteniez en réponse une sonnerie assez réaliste.
Il faut vous dire qu'à cette époque les téléphones « portables » étaient des Radiocom 2000 (recherche Google : rubrique « paléontologie ») qui s'apparentaient plus à une valise qu'à ce qu'on glisse aujourd'hui dans la poche d'une chemise.

Le jour de cette fameuse réunion JP avait glissé le dit téléphone rose dans sa chemise justement.
Comprenez bien, qu'à cette date-là, personne n'avait de téléphone dans sa poche. On n'imaginait même pas cela possible avant un siècle ou deux...

La réunion comme en son habitude s'enlisa.
Le patron s'écoutait parler.
Il n'y avait aucune partie de morpion entre le chef-PARM et Pierre, le chef de garage.
On n'avait pas eu le temps de choisir un mot pour notre jeu favori....
Les bips, ne sonnaient pas la délivrance pour les soignants présents...

A bout d'une heure, JP ne tenant plus, il porta la main à son menton et discrètement écrasa contre sa poitrine, le fameux téléphone rose.
Bien entendu, le truc couina et il s'empara de l'engin dans un silence stupéfait.
Le patron avait les yeux rivés sur JP qui, sans se démonter, sortit royalement l'engin de sa poche:

- Allô ouiiiiiiiiiiiiii... ?

JP mima la stupéfaction, se leva raide comme la Justice, claqua des talons (il avait été sous-off dans une autre vie) et respectueusement déclara :

- Oui Monsieur le Préfet !?

Le patron était en mode thyrotoxicose avec une exophtalmie à faire pâlir d'envie un Ministre de la Santé.

- Non Monsieur le Préfet, je suis en réunion de service, je file dans mon bureau tout de suite.

Et de quitter la salle sans autre forme de procès.
L'enfoiré ! Il avait trouvé le moyen de se carapater.

De son côté le patron avait du mal à gober l'affaire.
Du mien j'avais du mal à ne pas dégobiller de rire.

Ceux qui avaient assisté à la scène de la remise du cadeau, quelques jours plus tôt, n'étaient pas dupes mais personne n'osait se regarder.

JP avait réussi avait trouvé le moyen d'échapper au reste de la réunion.
Un point pour lui.
Bien joué.
Respect.

Bien entendu le patron allait le réprimander : il avait raté la Grand-Messe, non ?
Bien entendu le sermon entrerait par une oreille pour se précipiter vers l'autre sans laisser l'ombre de la trace du moindre écho..

JP s'en foutrait comme cette fois où le boss nous avait surpris lui et moi, dans la régulation, croisant le fer, tels deux chevaliers d'antan, avec les longues antennes à base magnétiques qui décoraient alors son bureau. Nostalgie de la CB (« citizen-band », hein, pas « carte bleue »).
On s'était fait grondé.
Ça ne nous avait pas empêchés, l'un comme l'autre de se saluer, l'épée au clair, avant de rengainer et de s'éloigner, stoïques, le poing sur la ceinture, comme si de rien n'était...

Maintenant quand j'y repense, ces réunions, c'étaient des bons moments, on s'marrait bien en catimini. On formait une belle équipe.
Maintenant que j'y repense, je l'aimais mon JP.

Il l'a gardé ce téléphone.
Bien des années après : il me l'a montré chez lui, intact, avec des piles neuves.
On a joué avec, on s'est remémoré ces réunions et après on a dévoré sa délicieuse choucroute avec Toto*** et nos moitiés respectives...

Il y a beaucoup de PARM qui lui doivent un bon coup de pied au cul qui les a propulsé dans le bâtiment voisin du nôtre, dans ce qu'alors on appelait... l'école d'infirmiers...
Il y en a même quelques-unes qui traînent ici, dans le groupe, si, si, j'vous jure...

Repose en paix mon JP.
Le crabe t'a emporté, mais le tambour de l'amitié résonnera toujours.
Et pas seulement pour moi : pour Toto, Alex, Val, Séb et bien d'autres encore...

* Addendum #2 : « Choucas » dite Perle du 35000ème.

** «Pédagogie ». Cinquante fragments de vies (page 181)

*** Addendum#3 : La garde à Toto

6. L'Art du Toucher

Pour la plupart des étudiants en profession de santé, et bien qu'aucun dictionnaire de rimes ne vous le confirmera, "le Toucher" rime avec gynécologie, obstétrique, urologie et proctologie.

Je ne parlerai pas ici des pratiques au logis qui, pour certain(e)s, sont du domaine des *hobbies*.

En ces Terres du Milieu, aux parfums musqués et aux reliefs élaborés mais, nez en moins, glissants : il convient d'être prudent.

En effet, si l'un se pratique à un doigt et l'autre à deux, l'inversion, anodine dans un cas peut se révéler désastreuse dans l'autre et rester dans les annales.

Mais, au-delà de ces deux-là ("touchers" s'entend, pas doigts) il en est un troisième.

Beaucoup moins connu et par, une poignée seulement, pratiqué.

Vous l'avez compris, je veux parler du Toucher buccal.

Allons, allons ! Je ne vais pas me laisser mener par le bout du doigt !

Je vois bien à quel genre de perle vous vous attendiez !

Mais à force, ces histoires : ça lasse !

Alors revenons-en à notre Toucher buccal.

C'est en stage d'ORL (oto-rhino-laryngologie) que j'en ai découvert l'existence et en ai vraiment appris la pratique.

Le Professeur JL avait la pédagogie pratique et pertinente comme tu t'en souviens encore, je le sais, ma chère Béa...

Il nous apprit donc l'Art de palper un plancher buccal, une langue, un palais et plus profond encore, des amygdales...

Mais, paradoxalement, mon premier, mon tout premier toucher buccal datait pour moi de quelques stages auparavant.

C'était même lors de mon tout premier : mon stage de gynécologie.

Rappelez-vous, je vous en ai déjà parlé*...

Ce fut aussi l'occasion de palper, pour la première fois là-aussi, un chancre syphilitique.

Vous savez, cette lésion rosée, indolore, non inflammatoire, propre, bien limitée devenant, avec le temps, indurée et sécrétante.

Mais revenons à nos moutons et à cette fameuse consultation de gynécologie.

Mon Maître, ce cher Professeur, demanda donc à cette dame, élégamment vêtue dans son splendide tailleur Charnel, l'autorisation de l'examiner.

Après avoir opiné du chef, qu'elle ne fut pas ma surprise de la voir docilement ouvrir la bouche et de voir mon professeur tendre... un doigtier à doigt unique!

Je m'attendais à ce qu'elle se déshabilla et qu'elle s'installa, comme de coutume, pieds à l'étrier.

Mais, non, elle resta là, bien droite, bouche ouverte, sans compromis, nous laissant tout à tour explorer longuement, palper et repalper encore, sans piper mot, son chancre syphilitique amygdalien.

Je n'en menais pas large à l'époque, craignant de l'incommoder, de lui déclencher un réflexe nauséeux ou d'occlusion mandibulaire fatale pour mon appendice explorateur...

Aussi, stoïquement, sous l'œil aguerri de mon Professeur vénéré et pour le coup, de vénérologie, j'explorai sa cavité buccale toute grande dévoilée.

Quelle première expérience !

Il faut dire que cette dame avait, à sa décharge, une extraordinaire ouverture de bouche...

**Cinquante fragments de vies*, page 233.

7. Equipe de choc

Je me rappelle cette fois où je régulais et où l'appelant ne voulait pas dire à l'auxiliaire de régulation médicale où il se trouvait.

Le type avait une tachycardie jonctionnelle, il le savait, récidivait, avait essayé toutes les manœuvres vagales connue de l'univers (et au-delà) et ne voulait absolument pas qu'on vienne lui injecter de la Striadyne.

On peut le comprendre.

Le type faisait une crise de tachycardie avec le palpitant qui faisait du 180 par minute et vous, tranquillement, vous lui injectiez un truc qui lui stoppait le cœur quelques secondes avant qu'il ne reparte normalement.

Imaginez : vous êtes au volant de votre voiture sur un circuit, vous roulez à 180 km/h et paf ! On bloque la voiture instantanément. Même pas de freinage. Stop direct ! Et c'est votre harnais qui vous retient.
Il y a un moment, que vous le vouliez au non, où vous voyez votre vie défiler à toute vitesse !

Vous le faites une fois et pas deux.

J'avais dû lui expliquer qu'on avait un autre médicament qui pouvait ralentir le cœur jusqu'à ce qu'Il revienne doucement à la normale, sans même qu'il s'en rende compte.
Ce n'est qu'après lui avoir donné le nom (Tildiem) et qu'il ait vérifié sur Internet que j'avais pu récupérer son adresse et lui envoyer une équipe...

Mais cette fois-là les choses étaient différentes.

D'abord j'étais en SMUR.
Ensuite il n'y avait une rupture du fameux Tildiem et seule la Striadyne était disponible.

Nous arrivons donc auprès de Mathilde, à l'automne de sa vie avec ses 88 printemps, qui malgré sa douleur thoracique et un palpitant battant la chamade à 180 par minute était d'une gentillesse à toute épreuve.
Elle transpirait à grosse goutte du fait de son malaise et de la température ambiante, car j'ai omis de vous le dire, il fait encore 35° Celsius en cette belle soirée du 14 juillet.

Le tracé ECG ne faisait pas de doute : elle faisait bien une tachycardie jonctionnelle : QRS fins, 180 à la minute, pas de doute.

Je me suis donc tourné vers ma douce infirmière qui avait anticipé ma demande et qui m'avait directement taclé :

- Je te prépare la seringue mais je te préviens : pas question que je la pousse : tu t'démerdes !
- Avec plaisir ma biche, m'entendis-je lui répondre d'une voix doucereuse...
- Et puis, parce que c'est toi je te prépare aussi une seringue d'Atropine !

Quelle bienveillance ! Mais...

- Pas la peine, ma biche, je n'en ai pas besoin !

A mon plus beau sourire elle m'afficha une mine de stupéfaction avancée à faire pâlir de jalousie un dessinateur de Tex Avery !

Je m'explique.

A l'époque on recommandait d'avoir une seringue d'Atropine prête pour faire repartir le cœur.
En fait cette seringue servait plus d'anxiolytique au toubib de l'équipe.

Vous connaissez l'adage : « *Atropinez*, le cœur s'accélère » !
Comment ça j'aurai pu l'écrire autrement !? Que nenni !
Mais quand vous injectez de la Striadyne, vous bloquez la conduction cardiaque quelques instants : vous pouvez injecter toute l'Atropine de la Terre, si c'est bloqué, c'est bloqué ! Donc inutile. Donc pas besoin de gaspiller une ampoule d'Atropine.

Une fois cette échange délicieux terminé, je me tourne vers notre tendre Mathilde et lui explique ce qu'on va faire.

Derrière moi j'entends Sergio, notre ambulancier SMUR avec une expérience longue comme ça qui s'adresse à l'élève-ambulancier et qui lui dit doucement :

- Tu vas voir : il va lui arrêter le cœur !
- IL VA LUI ARRETER LE CŒUR ???!!! hurle en retour ledit élève.

Je me retourne aussi sec, intercepte son regard, le fusille du mien l'index entre les deux narines et lui demande gentiment mais fermement de la fermer, bor..l !

Et l'élève interloqué de rétorquer par ce fameux mot de six lettres (non pas celui de Cambronne qui n'en contient que cinq) :

- Oh Put..n !

Me voilà donc la seringue à la main à expliquer à Mathilde ce qu'il va se passer...

- Mathilde, je vais vous injecter un médicament qui va arrêter le malaise et la douleur que vous avez dans la poitrine. D'accord ?
- Oui Docteur.
- Mais j'ai un petit service à vous demander.
- Oui Docteur.

- Je vais vous demander de tousser. Vous pouvez tousser Mathilde ?
- Oui Docteur.
- Allez-y, faites-moi voir Mathilde comment vous toussez !
- Kof ! Kof ! Kof !

Je me tourne vers mon infirmière pour lui dire :

- Tu as vu Chantal, elle tousse super bien Mathilde, ça va être du gâteau !

Et là je découvre mon infirmière collée au mur.
Les coudes au corps.
Les deux pouces dans la bouche.
Si, si, elle était comme ça Chantal : elle pouvait en accueillir deux d'un coup dans la bouche.
Les yeux exorbités.
Vous imaginez ce qui lui passait par la tête !

A côté d'elle : Sergio. Goguenard. Et de l'autre côté : l'élève-ambulancier, tout autant adossé, les paumes plaquées au mur dans un garde-à-vous quasi-parfait ! Et tout doucement, au point que je le lisais presque sur ses lèvres, telle une litanie, il répétait en boucle :

- Ô put..n ! Ô put..n ! Ô put..n ! Ô put..n ! Ô put..n ! ...

Bon, tant qu'il le faisait en sourdine...
Mais revenons à notre patiente :

- Super Mathilde, alors on va faire ça : vous allez tousser, tousser et tousser encore et moi je vais vous injecter le produit. Comme ça après nous on pourra filer pour diner à l'hôpital. Vous êtes d'accord ?
- Oui Docteur !
- Alors c'est parti !

Et je commence :

- Allez Mathilde, toussez, toussez...
- Kof ! Kof ! Kof !
- Toussez, toussez...

Et pendant qu'on enchaîne notre dialogue infernal, je connecte la seringue sur la tubulure et commence à injecter
Et là, notre duo se transforme en trio et car j'entends la voix crescendo de l'élève qui se joint aux nôtres :

- Ô put..n ! Ô put..n ! Ô put..n !...
- Toussez, toussez, toussez !
- Kof ! Kof ! Kof !...

Ce qui était intéressant c'est que l'élève avait les yeux rivés sur le scope et ponctuait chaque complexe qui y apparaissait d'un « Ô put..n !... »
Vous imaginez le truc ?
Un battement de cœur, un complexe sur le scope, un « Ô Put..n ! » de l'élève qui s'émerveillait de voir (c'est bien ça !) battre le cœur de Mathilde !

Pendant ce temps j'arrivais au bout de ma seringue car j'avais tout injecté.
C'était plutôt cool, car je ne quittais pas Mathilde des yeux pour voir sa réaction sur un fond de :

- Ô put..n ! Ô put..n ! Ô put..n !...
- Kof ! Kof ! Kof !...
- Toussez, toussez, toussez !

Jusqu'au moment où ce qui devait arriver arriva quand le médicament fit son effet : le cœur s'arrêta et notre élève de le signaler par :

- Ô put..n ! Ôhhhhh... !

Et silence de sa part.
Retour du duo :

- Super Mathilde, on continue : toussez, toussez, toussez...
- Kof ! Kof ! Kof !...

10 secondes de silence côté élève.
Je jette un œil à mon infirmière en mode camouflage car ayant adopté la couleur de sa saharienne immaculée.

- Toussez, toussez, toussez...
- Kof ! Kof ! Kof !...

20 secondes de silence côté élève.

- Toussez, toussez, toussez…
- Kof ! Kof ! Kof !...
- Ô put..n !

Tiens un seul ! ? Ah oui, j'ai pigé : une extrasystole !

10 secondes de silence de plus côté élève.
- Toussez, toussez, toussez…
- Kof ! Kof ! Kof !...
- Ô put..n !..... Ô put..n !

Et deux extrasystoles, deux !
- Toussez, toussez, toussez…
- Kof ! Kof ! Kof !...
- Ô put..n !..... Ô put..n !.... Ô put..n !....
-

A ben voilà, retour à un rythme régulier !
Jacques Brel* aurait dit "la valse a mis le temps" mais le cœur, après son silence palpitant, s'est remis en phase avec Mathilde.

Je jette un œil à mon scope humain : il est aussi « bleu apnée » que mon infirmière « blanche immaculée » et transpire tout autant.
Sergio, « rouge pivoine », est plié en deux de les voir faire, la main sur la bouche et se retient de rire en pouffant.
Rappelez-vous : c'est soir de Fête Nationale.
Beau tableau de patriotisme. Du très haut niveau !
Je lui lance un clin d'œil et il ne peut que lever le pouce.

Je jette un œil au scope électronique : effectivement le rythme est sinusal.
Tout est rentré dans l'ordre !
Et Mathilde ?
- Kof ! Kof ! Kof !...
- Eh Mathilde ! C'est tout bon ! Vous pouvez arrêter de tousser !
- Oui Docteur !
- Comment ça va ?
- Ça va bien merci Docteur ? Et vous.

- Ah moi ça va aussi merci beaucoup ! Sergio va bien aussi, merci pour lui ! Et pour le reste de l'équipe, quand ils penseront à respirer de nouveau, ça ira bien aussi !
- Vous avez senti quelque chose Mathilde ?
- Non Docteur !
- Vous n'avez pas senti votre cœur s'arrêter ?
- Non Docteur !
- Et vous avez encore mal dans la poitrine Mathilde ?
- Non Docteur !

Elle est cool notre Mathilde.
Elle a le dialogue facile.
Et le sourire somptueux.
On lui a refait un électrocardiogramme.
Il ne montre aucun signe de souffrance cardiaque.

Et c'est ça le truc chers confrères, quand vous poussez de la Striadyne : faites tousser votre patient pendant l'injection.
Jusqu'au retour à la normale.
Et votre patient, comme le premier de cette histoire, n'aura plus peur de cette belle molécule qui remet si bien les pendules à l'heure !

*Jacques Brel, La valse à mille temps.

PS : Que les puristes bédéphiles me pardonnent ! J'ai fait une faute, j'avoue : "Koff" prend deux "f"... D'autres me reprocheront ne pas avoir écrit "Keuf", mais je ne voulais pas d'ennuis avec la Police. Surtout qu'elle n'est pas loin...

PPS : ne pas confondre avec le célèbre animateur Jean-Pierre Coffe aujourd'hui décédé... feu Coffe.

8. Raies parties

Je vous ai parlé du SAMU, de ses réunions, de ses entités : le SMUR, le Centre 15, le centre d'enseignement mais, l'épidémie COVID me permettant de renouer avec de vieux amis, j'avais oublié de vous parler des congrès.

Pendant un temps j'étais régulièrement invité à parler d'électrocardiographie d'urgence et j'avoue avoir bien aimé.
Jusqu'au jour où je me suis dit, que les confrères devaient en avoir marre de voir toujours ma pomme parler toujours des mêmes choses et j'ai laissé ma place à plus jeune, plus pertinent et encore enthousiaste que moi.

Cette année-là je donnais une conférence chacun des trois jours du congrès...

A la fin de la première, comme après un cours donné à la fac, je me retrouvais entouré de confrères me posant des questions qu'ils n'avaient osés (ou eu le temps de) poser en public.

Arrive alors Arthur, un vieux copain de fac, mon aîné pendant l'externat, qui avait été mon mentor et avec qui nous avions partagé quelques gardes sulfureuses.

Arrive donc Arthur, l'air narquois et, je le compris plus tard, un peu jaloux de me voir parler au congrès et entouré, il me le fit cyniquement remarquer, par un aréopage de confrères ou plutôt devrai-je dire, de consœurs.

Interrompant nos histoires de QRS et d'allongement du QT il m'attaqua d'emblée sur... ma barbe !

Pour que vous compreniez, à l'époque, j'entretenais une barbe de 3,2 mm chaque matin de ma tondeuse consciencieusement réglée.

Arthur en portait une également, bien plus fournie que la mienne, qui lui donnait une belle respectabilité.

Et le voilà de me lancer :

- Ben dis donc, te voilà bien entouré, elles sont fans de ta barbe avec ses deux zones imberbes au menton !?

Comme j'avais dans le passé déjà été attaqué une ou deux fois sur le sujet, je lui ressortais une répartie d'occasion mais encore suffisamment affûtée pour être réutilisée.

- Eh oui Arthur. Il est vrai. J'ai deux particularités anatomiques. Une qui surprend les hommes et l'autre...

Evidemment ces demoiselles percutèrent avant lui et il battit en retraire sous les rires de mon entourage...

Jean-Pierre 1 – 0 Arthur

Le lendemain, comme après la première conférence, je me retrouvais entouré de consœurs (!) me posant des questions qu'elles n'avaient osées (ou eu le temps de) poser en public.

Arrive alors Arthur, toujours à ce moment-là, mon vieux copain de fac, alors que nous parlions de troubles du rythmes et autres anomalies électrocardiographiques.

Il fend mon entourage, impose le silence de sa seule présence et me lance sur un ton franchement acide :

- De toutes façons, tu peux faire le malin, tu ne sauteras jamais autant que gonzesses que j'en ai déjà sautées.

Je crois que c'est à ce moment-là, alors que la température venait de chuter de 10 voire 15 degrés qu'il n'a plus été mon copain.

Tout le monde me regardait attendant la répartie :

- Oh mais on est bien d'accord Arthur, lui lançais avec un sourire complice (en un mot complice, hein, en un mot...) et, dans l'unique instant de génie de ma vie : si j'avais dit « oui » à toutes celles à qui j'ai dit « non », je serai mort, depuis longtemps, de déshydratation aiguë.

Je crois que c'est à ce moment-là, que je n'ai plus été du tout, mais alors plus du tout, son copain.

C'est sous les fous rires de mon fan club, qu'il est parti, la queue entre les jambes (les siennes, hein, les siennes...) faisant clairement bande à part.

Reprenant la conversation là où nous l'avions laissée, je me demandais, un peu inquiet, il est vrai, sous qu'elle forme viendrait la charge du lendemain.
Aurai-je la réplique aussi vive que celle du jour... ?

Quoi qu'il en soit le score s'aggravait :
Jean-Pierre 2 – 0 Arthur

Le lendemain, comme après les précédentes conférences, je me retrouvais entouré de mes fidèles consœurs me posant des questions qu'elles s'étaient abstenues volontairement de poser en public...

Arthur ne vint pas.
Son cœur de Lion brisé, n'avait pas voulu jouer la Belle.
Orgueil de mâle blessé, il s'était fait la malle, préférant s'en tirer sans plus de mal.

J'étais quand même un peu déçu, mais que voulez-vous : il était... reparti !

9. Coronavirus

Comme en 14,
...ou presque.

Il y a le front et ses combattants : les soignants (dont les ambulanciers, les brancardiers, les manipulateurs radio,...) qui y laissent la vie, en première ligne avec les pompiers, les secouristes..., et puis les agents d'entretien, les éboueurs,... en seconde ligne mais au rôle primordial.

Il y a logistique, essentielle : les transports, les gens de la chaîne alimentaire, les pharmaciens, les agents funéraires... Qui, conscient de l'importance de leur tâche, ne rechignent en rien pour que l'on manque le moins.
Il y a ceux qui aident en donnant ce qu'ils peuvent et qui peut servir : les vétérinaires, les associations,... tous des bons Samaritains...

Honneur et respect.

Et puis il y a "résistance", sans la majuscule que l'on réserve aux héros d'antan : ceux qui font un bras d'honneur aux « gestes barrière », qui s'embrassent, qui prétendent « étouffer » sous un masque sans imaginer ce qu'étouffer veut dire pour celui qui meure, loin des siens, dans son lit d'hôpital... Et qui donneront encore plus de travail, une fois malades, à ceux épuisés, de la première ligne...
Pour eux, "tout ça c'est des conneries" ou bien "ce virus c'est pour les autres" : ils devraient **lire** "La Peste", parce que s'ils l'avaient fait, je n'aurai pas besoin de préciser que c'est une œuvre d'Albert CAMUS, si tant est qu'ils sachent qui c'est.

Et enfin viennent les « collabos » : ceux qui jettent hors poubelle, leurs mégots, leurs masques, leurs gants et leurs lingettes usagées, faisant fi de la santé de ceux qui passeront derrière ramasser leurs déchets et finiront malades... ou pour souiller, ô sentiment amer, notre Mère la Mer.
Je m'interdis de penser que quelques bombardements leur ouvriraient les yeux...

Honte et sanctions.

10. Diagnostic

Chères toutes, chers tous,

Vous n'allez pas le croire !

Pour la première fois depuis que j'ai créé ce groupe fin 2013 **j'ai dû retirer une de mes publications**!

Si ! Si, je vous jure !

Il faut dire que "***Docteur, je suis malentendante, avec ce masque je n'entends plus rien !***" était une abjecte abomination que je n'aurai pas du écrire et encore moins valider en tant qu'administrateur de ce groupe !

Quel toupet, quelle disgrâce, quel manque d'éducation : se moquer ainsi est intolérable ! Ah non, on ne peut pas laisser passer ça : certain pourrait (c'est singulier, mais je fais référence à moi ici) penser que je voulais juste partager une maladresse verbale qui m'avait amusé !

Que nenni !

Au vu des commentaires et des messages privés que j'ai reçu (à une célérité à faire pâlir un photon excité) : je ne pouvais pas faire la sourde oreille.

Aussi, au risque de me répéter, je l'ai retirée.

Personne, désormais, ne pourra plus la lire : soyez rassurés !

Alors puisque je vous tiens, je vais en profiter pour remercier (ils-elles se reconnaîtront) celles et ceux qui, en messages privés ont pu dresser mon profil psychologique.

Que dis-je psychologique ?!? Psychiatrique!
Oh ! Comme ils me connaissent bien, moi, qu'ils n'ont jamais vu (voire jamais lu) auparavant!

Je voudrai, à ce titre, régler ces téléconsultations : tout travail mérite salaire. Vous n'oublierez pas, en retour, de m'adresser la feuille de soins et les références de la boule de cristal qui vous ont permis, je le dis tout net : cet exploit !

Alors pour celles et ceux qui ont raté ma prose, qu'ils se rassurent : ils n'ont pas raté grand chose...
Et en plus voilà, c'est réparé !
Ouf !

Bon, il ne me reste plus qu'à finir par le plus important :

Prenez soin de vous !

Coronavirus : trilogie en… 21 actes !

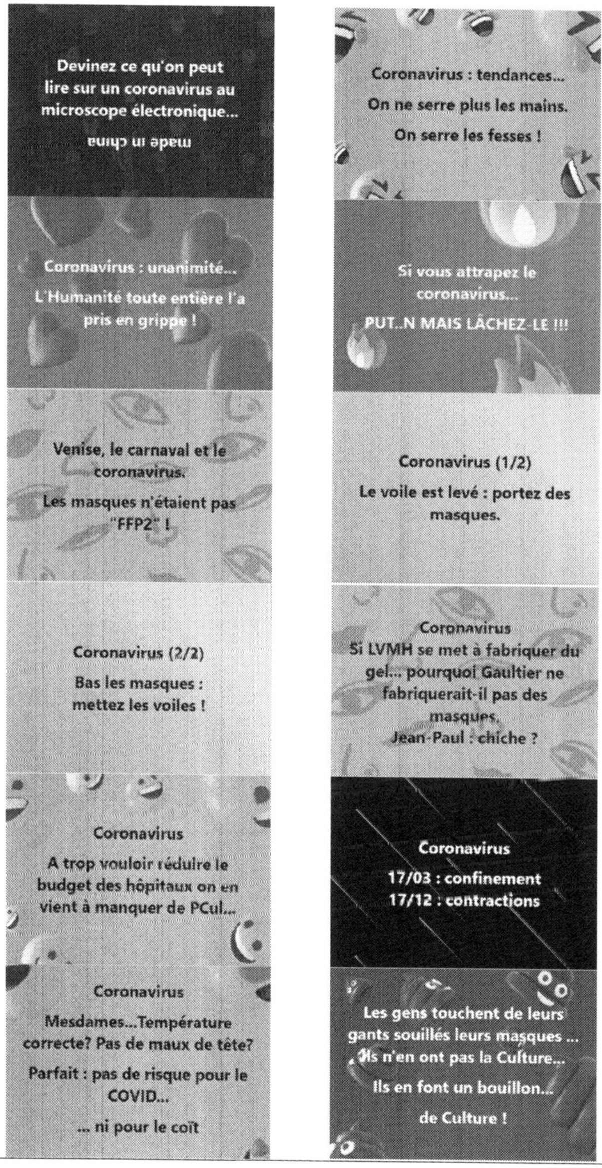

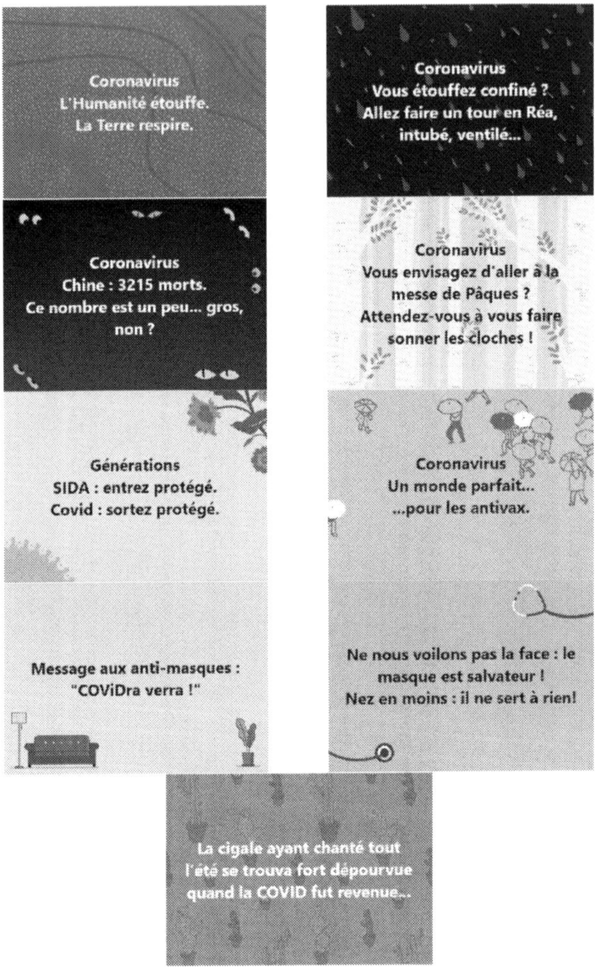
Coronavirus
L'Humanité étouffe.
La Terre respire.
Coronavirus
Vous étouffez confiné ?
Allez faire un tour en Réa, intubé, ventilé...
Coronavirus
Chine : 3215 morts.
Ce nombre est un peu... gros, non ?
Coronavirus
Vous envisagez d'aller à la messe de Pâques ?
Attendez-vous à vous faire sonner les cloches !
Générations
SIDA : entrez protégé.
Covid : sortez protégé.
Coronavirus
Un monde parfait...
...pour les antivax.
Message aux anti-masques :
"COViDra verra !"
Ne nous voilons pas la face : le masque est salvateur !
Nez en moins : il ne sert à rien!
La cigale ayant chanté tout l'été se trouva fort dépourvue quand la COVID fut revenue...

l'eDirect...

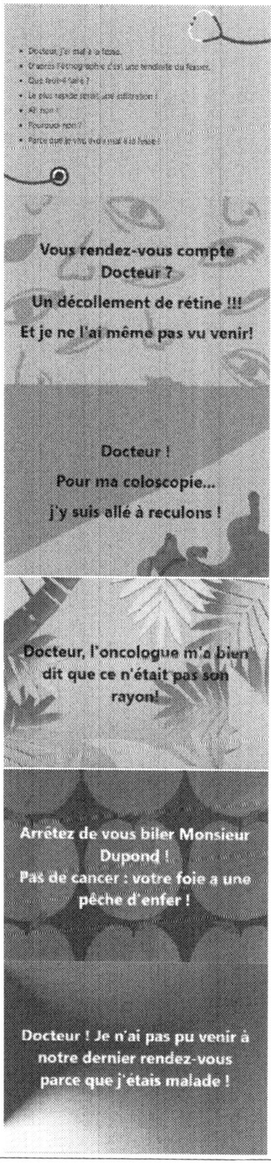
Vous rendez-vous compte Docteur ?
Un décollement de rétine !!!
Et je ne l'ai même pas vu venir!
Docteur !
Pour ma coloscopie...
j'y suis allé à reculons !
Docteur, l'oncologue m'a bien dit que ce n'était pas son rayon!
Arrêtez de vous biler Monsieur Dupond !
Pas de cancer : votre foie a une pêche d'enfer !
Docteur ! Je n'ai pas pu venir à notre dernier rendez-vous parce que j'étais malade !

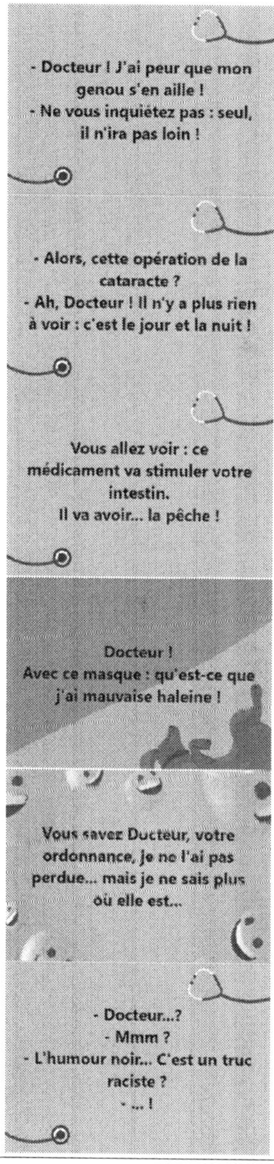
- Docteur ! J'ai peur que mon genou s'en aille !
- Ne vous inquiétez pas : seul, il n'ira pas loin !
- Alors, cette opération de la cataracte ?
- Ah, Docteur ! Il n'y a plus rien à voir : c'est le jour et la nuit !
Vous allez voir : ce médicament va stimuler votre intestin.
Il va avoir... la pêche !
Docteur !
Avec ce masque : qu'est-ce que j'ai mauvaise haleine !
Vous savez Docteur, votre ordonnance, je ne l'ai pas perdue... mais je ne sais plus où elle est...
- Docteur...?
- Mmm ?
- L'humour noir... C'est un truc raciste ?
- ... !

Un grand merci pour m’avoir lu jusqu’au bout. N’oubliez pas de me laisser un commentaire étoilé sur

amazon

Table des matières

Crédits photos : Jean-Pierre TORRES

Photographie de couverture avec la complicité de Stéphane DAVESNE

Printed by Amazon Italia Logistica S.r.l.
Torrazza Piemonte (TO), Italy

14993611R00182